神奇藥繪2

日本醫師結合麥達昶與生命之花的最新能量圖騰！

消除不適、激發潛能、提升運勢，守護身心健康

不調をサッと消し
運気をグッと上げる
クスリ絵

醫學博士
丸山修寛 監修
maruyama nobuhiro
黃薇嬪 譯

個驚人能量

藥繪具有許多了不起的能量，能夠作用在我們的身心，
療癒心靈，改善不適。我們一起來感受它的驚人威力吧。

Energy 01

只要看一看、摸一摸、貼一貼就有效

藥繪的使用方式很簡單，只要看一看、摸一摸，或是貼在衣服外就行了，無需口服，從體外也能夠感受到藥繪發揮能量幫你解決問題。

Energy 02

改善疾病與不適

藥繪能夠調節人類的能量場（氣場），幫助恢復健康，改善不適。藥物會帶給身體負擔，但藥繪沒有這方面的風險，覺得能量過強時只要拿掉即可。

Energy 03

提升自癒力

身上某處覺得不舒服，就表示該處的生命能量不足。藥繪能夠補充生命能量，提升人體與生俱來的自癒力，進而舒緩不適。

Energy 04

改善體質

藥繪能夠促進「生命能量循環」，達到調整體質的效果，把容易疲倦、容易生病的體質，轉換成不易疲勞、不易生病的健康體質。

Energy 05

施展才華與能力

除了改善不適之外，藥繪也能夠喚醒沉睡在體內的能力、腦力、才能，也可幫助提升記憶力和運動能力，發揮各種效用。

Energy 06

提升運勢

藥繪也具有活化心理與精神層面的力量，在財運、戀愛運、事業運、勝負運、考運等方面也有開運效果。當作裝飾或放在皮夾裡隨身攜帶即可。

Energy 07

能夠實現願望

就像在對神明祈願一樣，藥繪也有實現願望的神奇力量。把願望直接寫在藥繪上，願望更容易成真。

摸一摸！看一看！

藥繪的10

Energy 08

能夠與潛意識連結

藥繪能夠直接作用在潛意識上。透過與潛意識的連結，就能夠輕鬆治好身體不適，實現想要實現的願望。

Energy 09

能夠淨化靈障

靈障（附身的惡靈引起的各種問題）是造成身體莫名不適的原因之一。藥繪也有排除這類不適的能量，可以有效驅魔避邪。

Energy 10

代替護身符

藥繪可以代替護身符保健康、保生意興隆、保學業順利、保安胎順產等，放在皮夾裡、包包裡或智慧型手機保護套裡隨身帶著走。

※ 本書的內容是根據丸山修寬醫師個人的見解與經驗為基礎。藥繪的效果與解釋因人而異，請讀者自行斟酌使用。

不適瞬間消除 運氣立刻轉好
神奇藥繪

Contents

第2章 瞬間提升運勢的「藥繪」

「藥繪」是什麼？

「藥繪」有時能夠發揮超越藥物的效果，甚至具備扭轉個人運勢的力量。

藥繪的開發者丸山修寬是過敏專科醫生，他以現代西方醫學觀點，搭配漢方等東方醫學知識替患者治病。他在摸索有沒有其他治療方式能夠改善難以痊癒的身體不適問題時，正好接觸到末期癌症專家橫內正典醫生提出的「色彩療法」。

除了色彩之外，丸山醫生還搭配「形狀」與「數字」的力量排列組合，開發出「藥繪」。

運勢提升！

不適消失！

發揮超越藥物的力量——藥繪

藥繪、藥物、針灸的不同

	針灸	藥物	藥繪
優點	◎可控制穴道的電磁波	◎施行治療有現代醫學的科學證據背書（但不能保證百分之百安全）	◎只要貼在身上或貼在衣服外面、裡面，只要接觸到，就有作用 ◎人人都能輕鬆使用 ◎經濟負擔小 ◎幾乎可以說沒有副作用 ◎感覺不舒服時，從身上拿掉即可
缺點	◎施灸者的技術好壞會影響效果 ◎會出現疲勞、倦怠感、施灸的地方搔癢等情況	◎必須持續服用到疾病痊癒為止 ◎經濟負擔大 ◎不是醫生不能開立處方 ◎可能出現副作用 ◎一旦服下就無法從體內取出	——

「藥繪」為什麼能夠消除不適？

丸山醫生迄今已經開發出超過一萬種藥繪，能夠因應各種症狀。基本上，藥繪的設計是透過與高次元能量的連結、交流之後得到啟發而完成。

藥繪的效果已經利用O環測試法等驗證過。也有超過八成實際使用藥繪治療的患者，真正感受到藥繪的效果。

為什麼藥繪具有這種程度的效果呢？人體之外存在著眼睛看不見的能量場（氣場），負責吸收大氣（天）與大地（地）的生命能量。

丸山醫生認為，藥繪作用在這個能量場上，就能夠提高人體本身的自癒力，以結果來說也活化了生命能量，消除身體不適。

開發「藥繪」的意義

藥繪本身只是單純的設計圖案，與藥物、針灸不同，無法直接治療身體。但是，看一看、摸一摸藥繪、把藥繪貼在身上，也能夠確實有效改善不適。甚至有人表示藥繪讓他們轉運、帶來奇蹟。這正是藥繪存在的意義。

丸山醫生持續開發藥繪，除了希望消除患者的不適，更重要的是希望替各位帶來「真正的健康與幸福」。

檢測藥繪效果的O環測試法

這是醫學博士大村惠昭發明的方法。患者以拇指和食指比出一個圈（O 環）並且用力維持不變形，再由醫生用力去拉扯那個圈。假如藥物或療法適合患者，手指就能夠用力維持住圈的形狀；如果不適合，患者的手指無法使力，圈就會被拉開。O 環測試法就是利用這項原理檢測效果。本書是在衣服表面分別貼上白紙與藥繪，再以 O 環測試法比較反應。

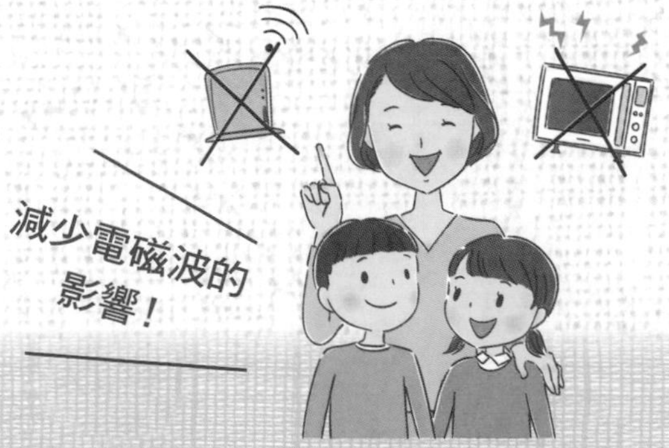

藥繪也能夠對付傷害身心健康的電磁波

「電磁波」是損害身心健康的原因之一。微波爐、WiFi 無線網路分享器的電磁波頻率極高，使用智慧型手機、IH 調理爐也要小心，尤其可能會影響到孩童的發育和女性的卵子。身上帶著藥繪，提升人體與生俱來的防電磁波機能，就能夠遠離電磁波的影響。

潛藏在藥繪裡的
力量1

色彩
Color

色彩的特殊能量波具有「治療效果」

紅色讓人感到溫暖，青色給人冰冷感覺，綠色具療癒效果，由此可知色彩能夠影響身心。這是由於色彩具有特殊能量波（擾動），而就是利用這種能量波進行治療的方法，稱為「色彩療法」。

疾病造成細胞受損時，將具有相同能量波動的色彩貼在受損部位附近，就能夠抵銷疾病的擾動。這個道理與拿紅光照射紅色圖案就看不見圖案一樣。

在開發藥繪時，丸山醫生也利用這類色彩的特性，包括顏色給人的印象、經絡（人體的氣血運行路徑）、脈輪（生命能量的七個中樞）對應的色彩、各臟器與疾病對應的色彩等，修復（治癒）細胞的損傷。

色彩給人的印象

灰色	憂鬱、調停、靈魂不滅、抑鬱
粉紅色	情慾、女性、愛
紫色	高貴、尊嚴、正義
青色	水、平靜、深思熟慮、精神
綠色	生命、植物、春天、青春、希望、喜悅、衰退、療癒
黃色	黃金、光、太陽、智慧、警告、忠告
褐色	大地、秋天、禁慾、退化（退步）
橘色	火焰、奢侈、豪華、愛、幸福
紅色	生命、血、火、熱情、警告、危險
黑色	死亡、喪葬、冥界、北方
白色	純種（血統純正）、安全、絕對、神性、和平

與身心健康息息相關的脈輪

部位	色彩	脈輪	對應
頭	紫色	第七脈輪	貴人運、人生的目的、羅盤、自由意志、統合意識、超意識（高我）、神聖、預知、智慧
眉間	藍色	第六脈輪	透視、精神上的、精神力、理解力、知性、洞察力、靈性、自我修行領悟運
喉嚨	青色	第五脈輪	傳達力、表達力、靈感
胸部	綠色	第四脈輪	愛、治癒、團結、夥伴情誼
腹部	黃色	第三脈輪	活力、知性、思考力、意志力、力量、自我實踐力、個性
陰部	橘色	第二脈輪	情感表現、潛意識（無意識）、性慾、忍耐
會陰	紅色	第一脈輪	生命力、本能、意志、生理上的健康

潛藏在藥繪裡的
力量2

形狀

Shape

擁有力量的形狀

黃金比例

人類認為最美的比例（1：1.618……），也用在埃及古夫法老的金字塔、米洛的維納斯（斷臂維納斯）、帕德嫩神廟等藝術與建築領域。

左右對稱

左右對稱使人感到安定。除此之外，均衡的點對稱、相似形、潘洛斯三角這類規律的形狀，也具有豐沛的力量。

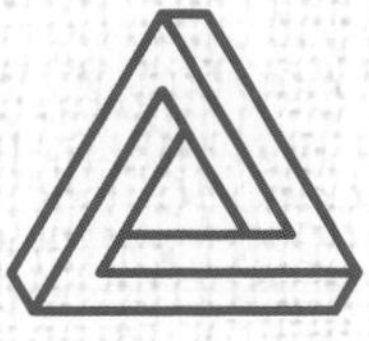

潘洛斯三角

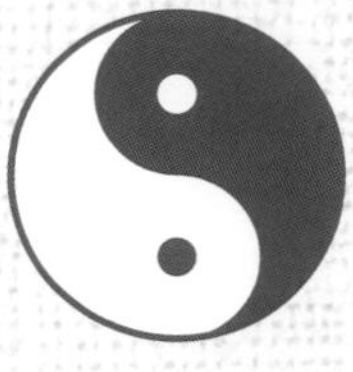

太極

螺旋形、漩渦狀

用來表示生命、成長、宇宙。類似海螺的螺旋形與太極的形狀，在易經中象徵大宇宙。日本人熟悉的巴紋也是其中一種。

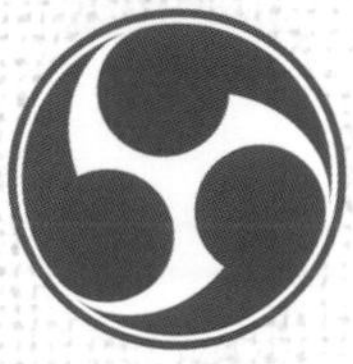

三巴紋

生命樹

「生命樹」是古猶太人的卡巴拉神祕學的代表圖形。在神聖幾何學圖形中也出現過，也是開發藥繪時的核心圖形之一。

生命樹

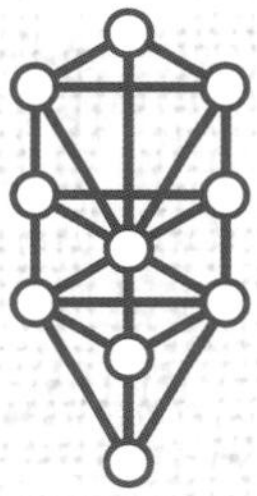

神聖幾何學

神聖幾何學圖形以「生命之花（FOL）」最具代表性，也是這個世界有形物的起源，象徵所有生命的創造模式。

生命之花

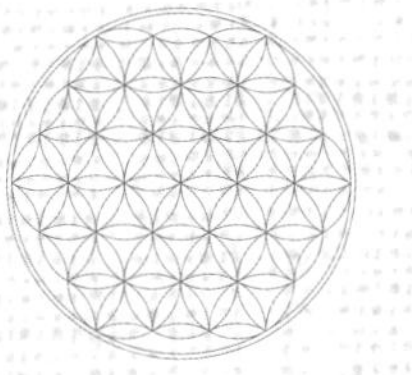

美麗的圖形具有強大的力量

形狀也有力量。丸山醫生特別將力量強大的形狀特徵，運用在「藥繪」上。

具體來說，就是螺旋形與漩渦狀、迴旋的形狀與放射狀、自然界存在的形狀與黃金比例構成的流線型、左右對稱等均衡穩定的形狀、曼陀羅、簡單俐落的形狀、以數學理論為根據的神聖幾何學圖形、對比明確的圖形等。

這些形狀的共通之處是「人人都覺得漂亮」。當中尤其受歡迎的神聖幾何學圖形「生命之花（Flower of Life，縮寫FOL）」是象徵生命的神聖圖形，在世界各地的古代遺跡與寺院等都有發現。這類形狀能夠釋放絕妙的能量，因此自古以來就用來保護人類。

潛藏在藥繪裡的力量3
數字
Figure

「數字」是萬物共通的語言，能夠活化生命能量

世界各國使用的語言不同，但唯有「數字」是所有人類都通用。數字使用的範圍不止出現在人類語言之中。古希臘哲學家兼數學家畢達哥拉斯曾經主張「數字是萬物的起源」，代表數字在自然界中，也是植物乃至於動物等所有生物彼此互通的語言。

尤其可用來活化生命能量的數字，包括質數、數祕術、圓周率、黃金比例、費氏數列、自然對數等。這些已經利用算式解開的自然界定律，也運用在「藥繪」上。

每個數字都具有特殊的性質，比方說，代表不安定與變革的「7」與象徵安定的「8」，這兩個數字擁有的能量就完全不同。

數字的能量

3 友好 創造性 喜歡對話

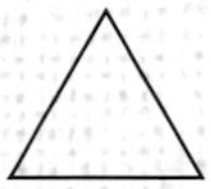

三角形。特徵是由一點出發，尋找另外兩點，由此可知是好動且喜歡交流溝通。

2 兩極化 協調 感性

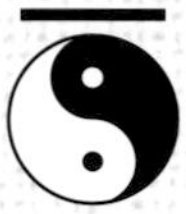

直線與陰陽圖。表示凡事二分對立。象徵協調兩極化的事物，取得平衡。

1 絕對 獨創 獨立

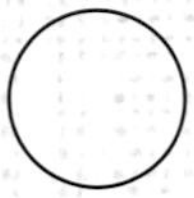

圓形。圖形的起點。象徵先鋒、一心追求獨立、自尊、強烈的意志力、絕對的指導力。

6 穩定 協調 愛情

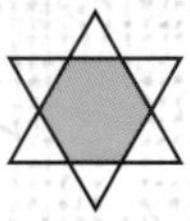

六角形或六芒星。由正三角形與反三角形組成的形狀。象徵穩定、協調、愛。

5 支柱 好動 能量轉換

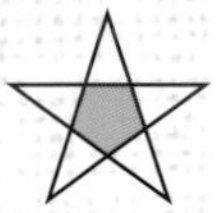

五角形或五芒星。立體形狀是金字塔。象徵黃金比例、擔任萬物中心支柱的角色。

4 誠實 認真 現實

四方形。四方形象徵簡潔俐落又認真。立方體代表四平八穩。

9 人道主義 精神 勇氣

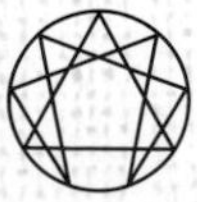

九形圖。由3乘兩次（3x3）得到的數字，表示永恆、完成、成就。象徵具備勇氣，重視人倫。

8 穩定 基礎 成功

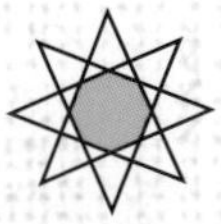

八角形或八芒星。由2乘三次（2×2×2）得到的完全數*。代表穩定踏實。

（*注：這裡的完全數指的不是數學上的定義，而是聖經、耶穌基督相關的定義。）

7 神祕 神聖 真理

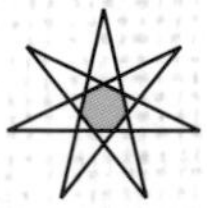

七角形或七芒星。光、七色彩虹、北斗七星、脈輪數量、一個禮拜。代表神祕與嚴謹。

超人氣
藥繪！

消除壞運氣，提升運勢

曼陀羅花的威力

實證！

曼陀羅花能夠防止徽菌產生！

在容易發黴的六月，把草莓放在室溫23℃的環境裡觀察發黴情況。比較放在白紙上的草莓與放在「曼陀羅花」上的草莓發黴的狀態，五天之後就會發現兩者有顯著的差異。由此可知，「曼陀羅花」能夠提升草莓的抗菌力。

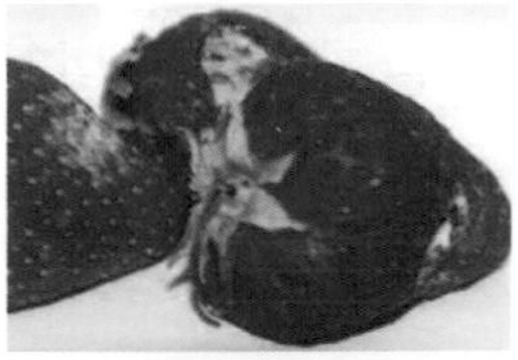

白紙

放在白紙上的草莓發黴了。

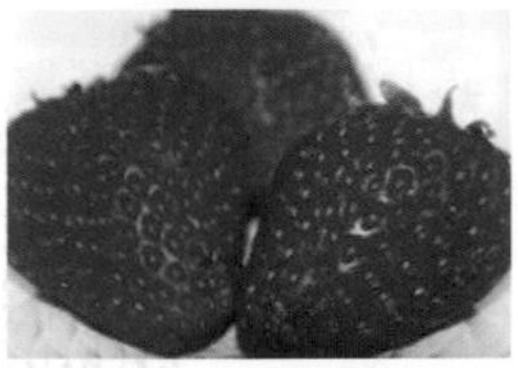

藥繪—曼陀羅花

放在曼陀羅花的草莓沒有發黴。

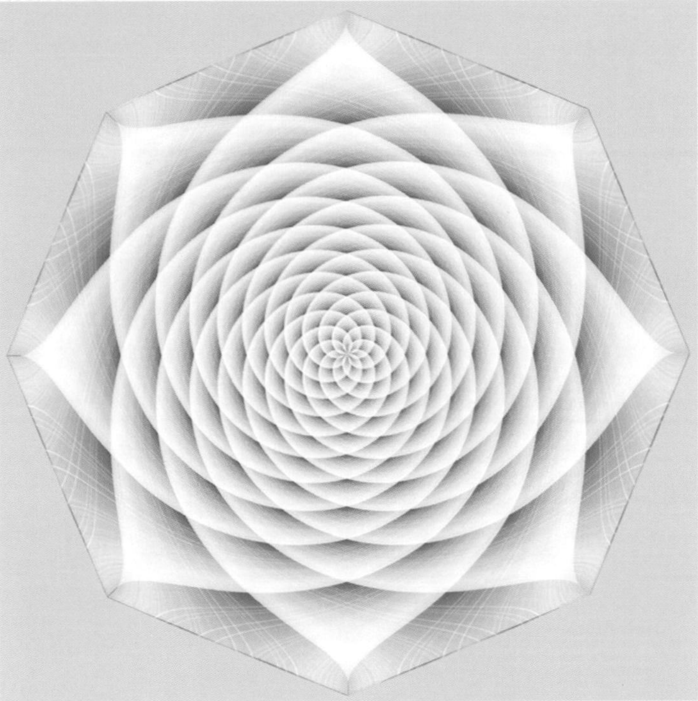

藥繪00　曼陀羅花

具體功效包括改善身體不適、提升運勢。能量強大，是藥繪之中的前三強。還能夠協助建立良好的人際關係。

藥繪卡 P.65

帶來奇蹟與幸運的「冰之花」

在超過一萬種的藥繪中，有一種已高達五萬多人使用，並顯現出極高效果的，就是上圖的「曼陀羅花」。

多數使用者表示，這張以冥王星為開發靈感的藥繪，能夠有效吸收持有者的負能量，隨身攜帶還可以改善疼痛等不適症狀。

更有例子顯示「曼陀羅花」能夠幫助持有者避開災害。筆者也建議各位把象徵純真、清純的「曼陀羅花」藥繪當成護身符隨身攜帶。

初登場

利用「生命之花」力量製作的藥繪

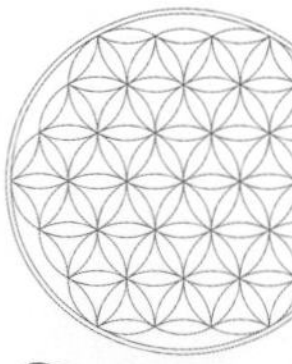

麥達昶系列

潛意識的色彩與數字

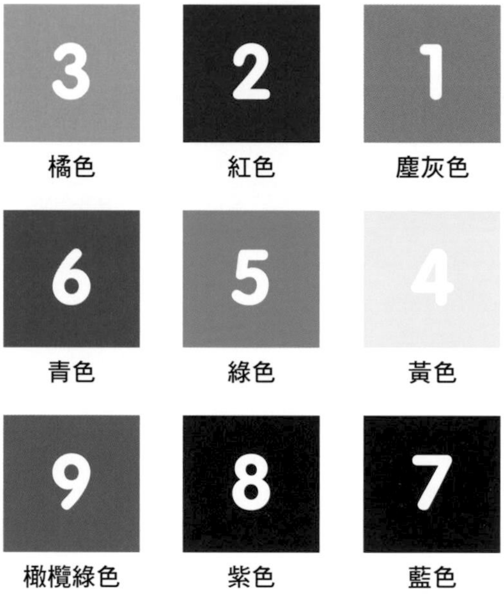

潛意識有九種顏色的光，每個顏色都有各自對應的數字。塵灰色是紫水晶的顏色。

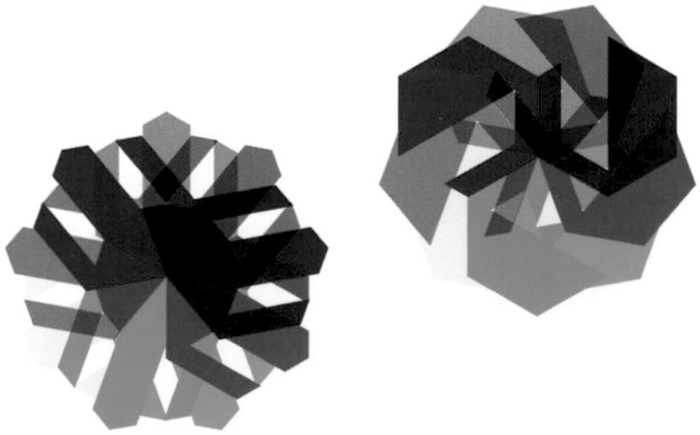

在第一集出版之後，筆者仍然每天創作新的藥繪。這回首次登場的藥繪，就是利用「生命之花」力量完成的「麥達昶系列」。麥達昶（Metatron）是生命之樹第一質點（Sephira）的守護大天使。

這個系列是利用潛意識的顏色與數字構成。動腦思考的「顯意識」之心是紅、黃、綠、青這四色光，相反地，代表內在情感的「潛意識」之心是以九色光表示（每個人的潛意識色彩不同）。生命之花上有編號，與高次元能量連結後導出的圖形，搭配的數字與色彩也不同，因此會出現各式各樣的圖案。

這些圖案也與其他藥繪同樣都經過O環測試法的檢驗，確認過效果與功效。

第1章

消除身體不適的「藥繪」

本章將根據不同部位與症狀，介紹能有效改善不適的藥繪。請先了解藥繪卡的使用方式（52頁）之後，「看一看」、「摸一摸」、「帶著走」、「當手機／電腦桌布」等，再選擇適合自己的藥繪使用方式。

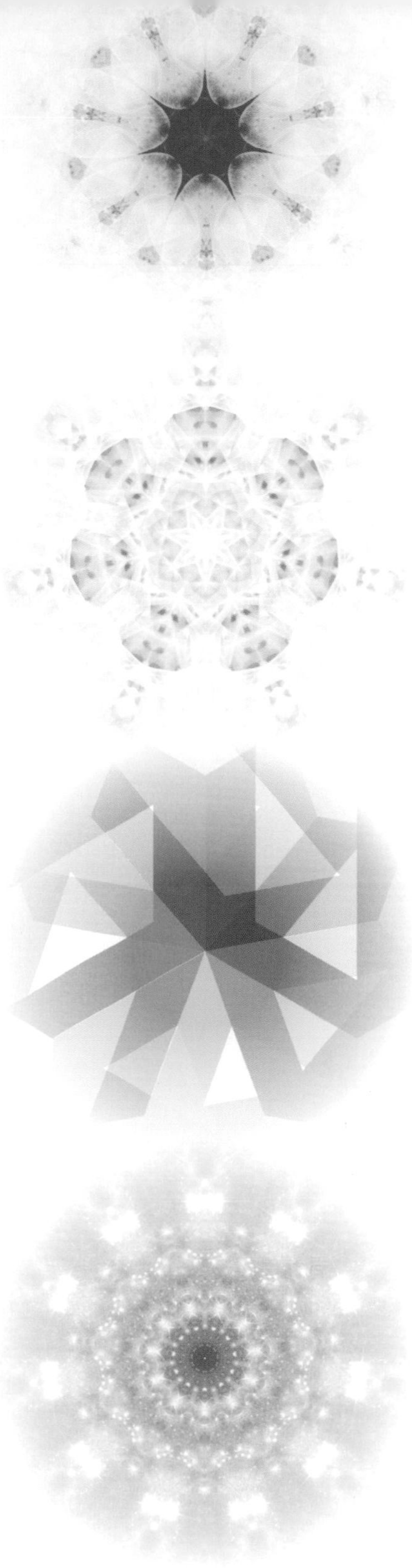

家家戶戶都要有一帖的「家庭常備良藥」！

利用藥繪消除身體不適

你家的急救箱裡也需要有「藥繪」。
出現一些小症狀時，立刻拿出來使用很方便。

一般醫療機構開的「藥」，是用來預防或治療疾病的化學物質。丸山醫生製作的「藥繪」，也具有改善身體不適的作用，而且多年來已經累積許多實際成效。

許多人都會好奇，為什麼一張漂亮的圖案卻有療效，事實上色彩與形狀都具有固有的波動，只是看一看、摸一摸，那股波動都能夠作用在人體上。光是看一看或摸一摸藥繪，資訊傳遞到腦，透過腦的神經傳導物質走遍全身，就能夠促進血液循環，活化免疫細胞。

一張藥繪能夠消除多處的不適，並非只對單一部位的不舒服有效。請選擇適合自己的使用方式試試（請參考52頁）。

利用藥繪改善不適的經驗談！

案例1

電腦使用過度造成的眼睛疲勞問題獲得改善！

大概是長時間看電腦和智慧型手機的緣故，我一到傍晚就會覺得眼睛乾澀。自從接觸到藥繪，在眼睛感到疲勞時，拿藥繪卡放在眼睛上，疲勞的感覺就消失了。

（38 歲・女性）

案例2

每年煩惱的花粉症症狀緩和了

一到春天，討人厭的花粉症就會發作。我很希望多少能夠改善症狀，於是嘗試利用藥繪的力量。令人驚訝的是，原本不吃藥就無法正常生活的嚴重打噴嚏症狀，竟然減輕了。

（45 歲・男性）

案例3

便秘不再來！每天都是順暢生活

我已經不記得順暢排便是多久以前的事……年過二十之後，我每天都在對抗便秘。後來我嘗試拿藥繪卡貼著肚子繞圈，持續大約兩週之後，我現在每天都很順暢。

（43 歲・女性）

案例4

腰痛消失，而且能夠長距離行走

我原本因為腰痛，每次出門購物都很痛苦。後來把藥繪卡放在腰上，疼痛就消失了，也能夠大步走到距離稍遠的地方，中途用不著休息。我真的很感謝藥繪。

（68歲・女性）

案例5

解決失眠問題，每天都有充足的睡眠

我有失眠問題，躺在床上也常常睡不著。後來我接觸到藥繪，把藥繪卡壓在床墊底下就寢，沒想到我居然因此睡得很熟。今後我也會多多利用藥繪的力量。

（52 歲・男性）

藥繪 01　遠離各種疾病

翠玉錄

這張藥繪的圖案類似飄浮在天上的白雲。白色部分是氣的能量，青色表示水（體液）的流動。體液和氣只要流動順暢，人就會健康，因此具有預防百病的效果。把手放在這張藥繪上方，就能感覺到氣，並獲得能量。

★ 預防疾病
★ 改善氣血循環
★ 獲得知識與技術

藥繪卡請見 P.55

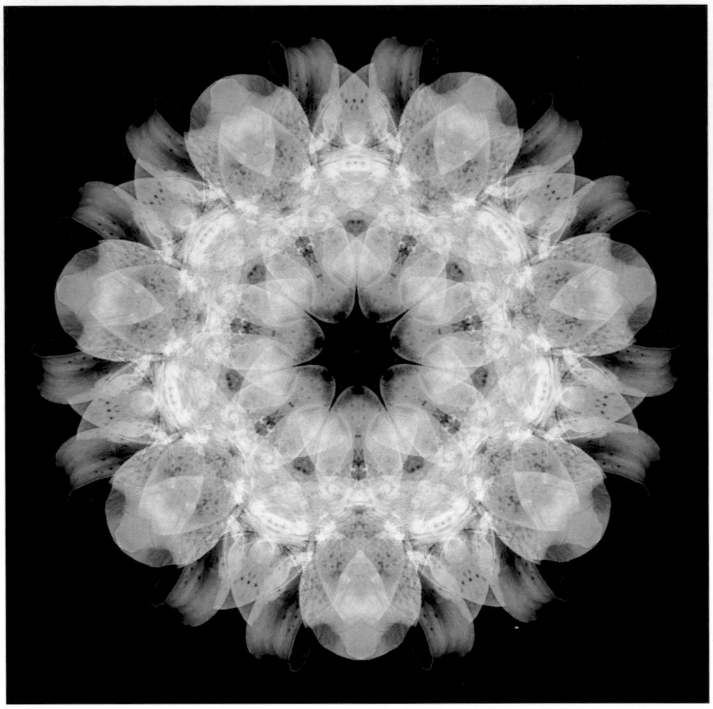

藥繪 02　打造強健體魄

數字矩陣

在8×8的矩陣（網格狀圖形）上會產生111赫茲、112赫茲等，振動人體臟器的頻率。有些人或許聽說過，這就是利用頻率製作的音樂。把這張藥繪貼在左右肩胛骨之間，身體就會變輕盈，彷彿背後長出翅膀般，也能夠找回力氣和體力。

★ 改善虛弱體質
★ 想要提升體力
★ 使身體輕盈

藥繪卡請見 P.55

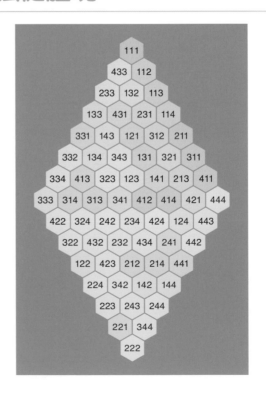

藥繪 03 消除頭痛

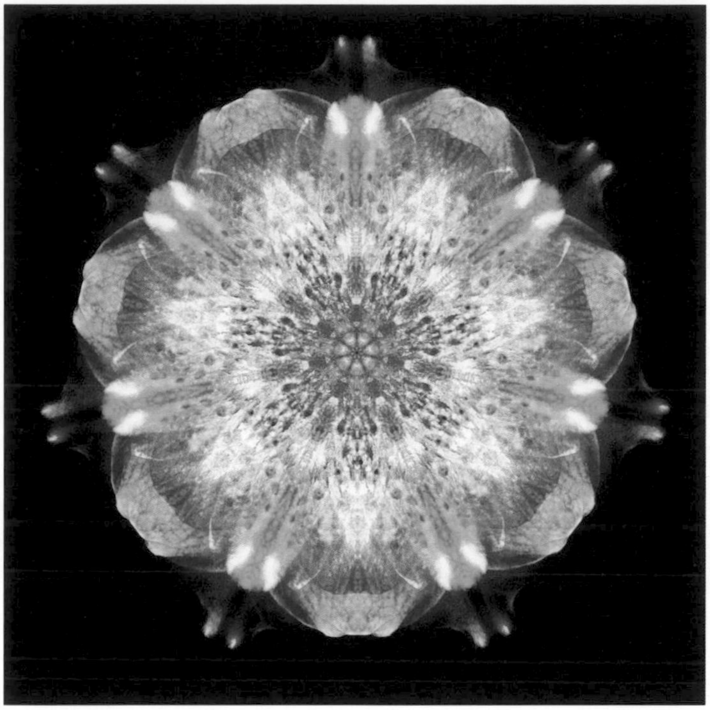

腦智星

藍色在脈輪中代表眉間，可改善頭痛、頭重、腦袋昏沉等，與頭部有關的不適。中央的紅色代表血流，能使思慮清晰。另外，藍色也有抗壓的效果，有助於冷靜觀察，具有穩定心靈的作用。

- ★ 緩和頭痛、頭重感
- ★ 提升記憶力
- ★ 對付壓力

藥繪卡請見 P.55

藥繪 04 消除眼睛疲勞，預防老花眼

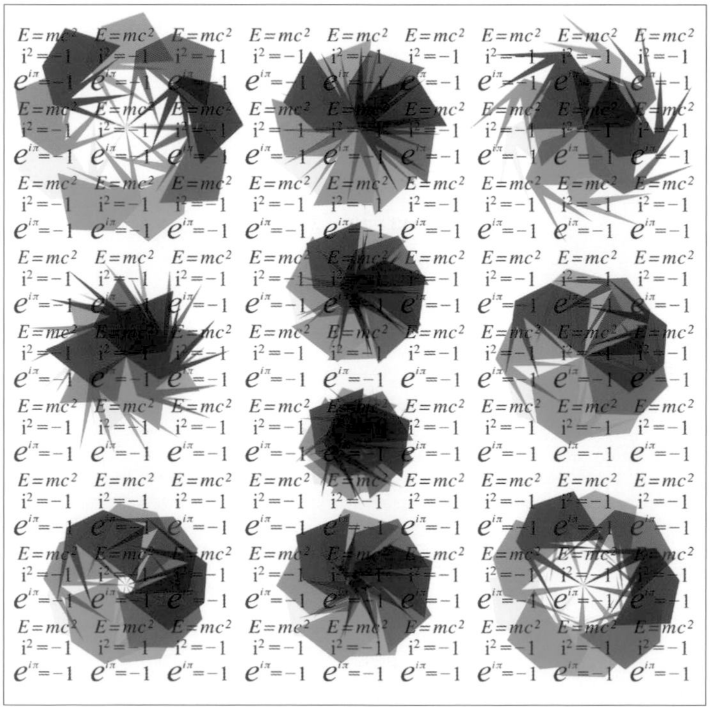

眼

以九個顏色構成的圖案，後面的數字是虛數、愛因斯坦方程式、歐拉公式，能夠帶來物理定律的能量。眼睛不適的人，把這個圖案放在眼睛上5～10分鐘，大約一個禮拜之後，視力就會變好。

- ★ 消除眼睛疲勞
- ★ 恢復視力、預防老花
- ★ 補充能量

藥繪卡請見 P.55

藥繪 05　減緩流鼻水、鼻塞、花粉症

水神

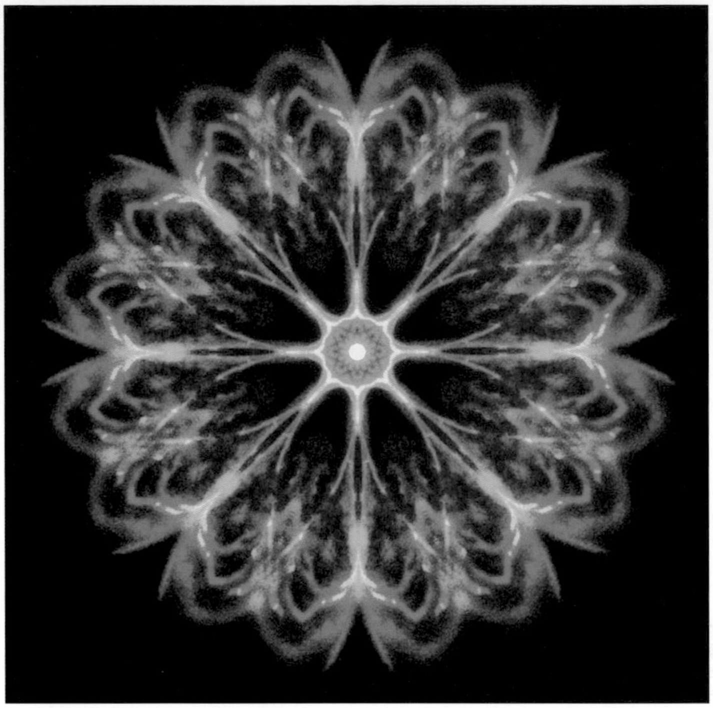

圖案看起來就像水（液體）如噴泉般湧向四面八方，象徵淋巴的流動。淋巴的流動一旦順暢，造成過敏原因的物質就會被水帶走，進而減緩流鼻水、鼻塞、花粉症等症狀。除了花粉症的季節之外，平常也可以隨身攜帶。

★ 暢通鼻子
★ 暢通喉嚨
★ 避開水禍

藥繪卡請見 P.55

藥繪 06　消除耳鳴、暈眩

星艦II

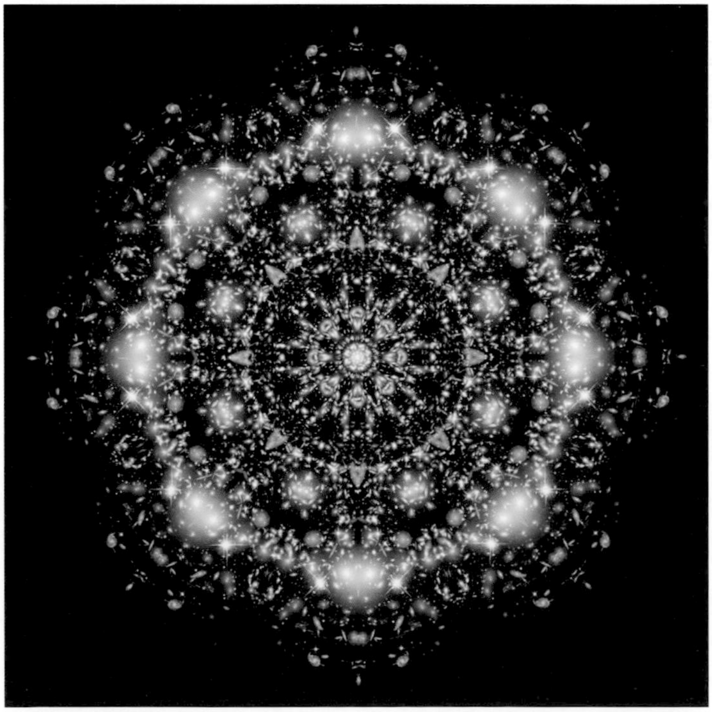

耳朵就像天線，收集四面八方的資訊，因此圖案由內而外交疊著許多八芒星。有耳鳴的人多半關節也有問題，因此看著這張藥繪，慢慢開闔嘴巴，就能夠獲得能量，使顳顎關節的活動更流暢，同時也可改善耳鳴。

★ 改善耳朵不適、暈眩
★ 緩和顳顎關節炎
★ 想要展開新事物時

藥繪卡請見 P.55

腦

藥繪 07 預防失智症、改善記憶力

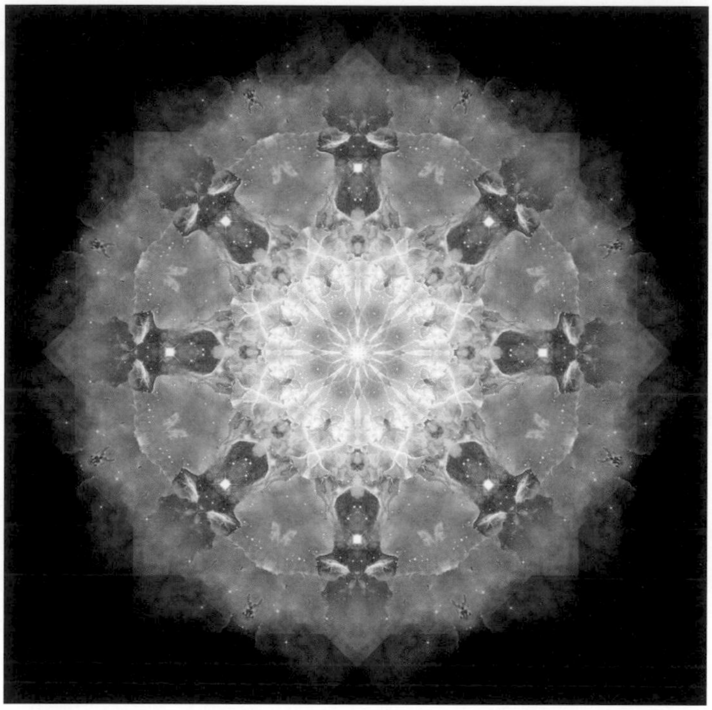

文昌星

外圍有八個類似落地鐘的圖形，代表從各處網羅記憶、知識、想像力等，往中央集中，合而為一。白色象徵腦的灰質，青色是腦的水分。希望腦袋更靈活的人、想要提升記憶力或想像力的人，請把這張藥繪貼在眉間或後腦杓。

★ 預防失智症
★ 提升記憶力
★ 淨化萬事萬物

藥繪卡請見 P.55

喉嚨

藥繪 08 減緩喉嚨痛、咳嗽、生痰

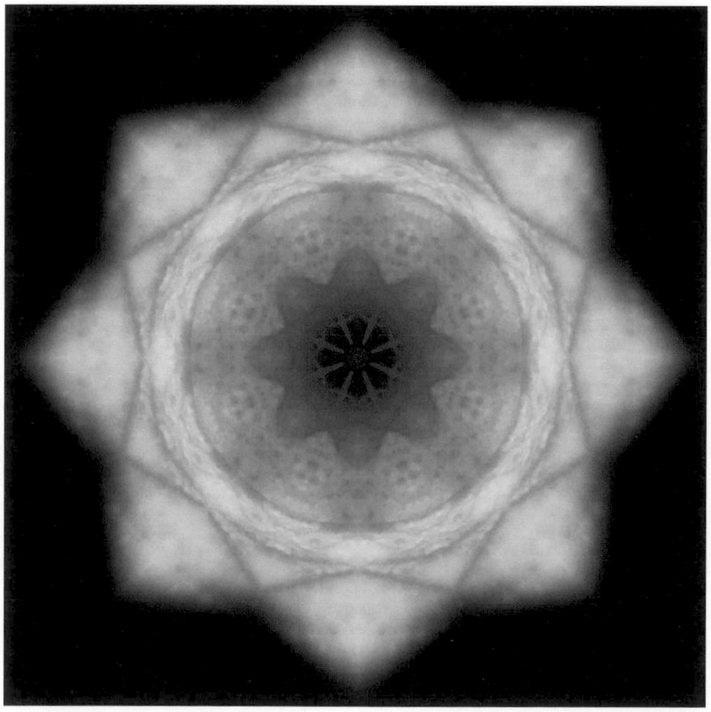

能量流入

黑色部分是喉嚨的貼膜，橘紅色象徵氣管。這張藥繪可減輕病毒、細菌、黴菌等造成的喉嚨痛、咳嗽、生痰症狀。貼在喉嚨上，或是把注意力放在喉嚨上並想著這張藥繪，也有效果。把裝水的杯子擺在這張藥繪上再喝下，喉嚨就會覺得舒暢。

★ 減輕喉嚨痛、喉嚨搔癢
★ 緩和咳嗽、生痰
★ 可用於情緒低落時

藥繪卡請見 P.55

藥繪 09 改善甲狀腺機能低下症

沙羅曼蛇

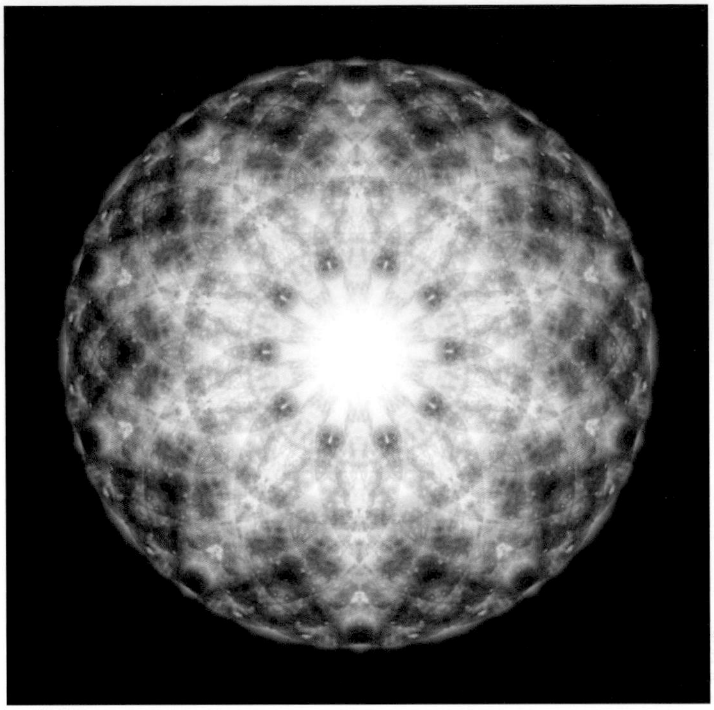

甲狀腺機能低下症是由病毒、細菌、黴菌引起。目前已知牙科治療使用的金牙、銀牙等金屬因故脫落，也會造成此症發生。金屬熔於火，這張藥繪正是借用火之精靈「沙羅曼蛇」的力量，放在淋巴上，就能夠使金屬隨著排尿排便一起排出體外。

★ 活化甲狀腺功能
★ 緩和喉嚨不適
★ 燃起正義之心

藥繪卡請見 P.57

藥繪 10 消除肩膀痠痛、脖子僵硬

野餐

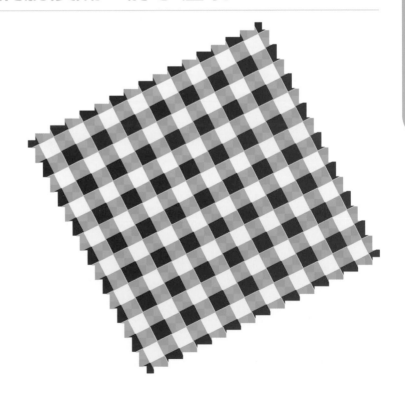

這張藥繪是由十字架所構成。肩膀脖子的僵硬痠痛，通常是潛意識造成，因此藥繪使用潛意識會覺得開心的「紅、黃、綠、青」四個顏色。把這張藥繪貼在左右肩胛骨之間，就能夠改善肩胛骨、鎖骨、手臂的活動。另外，也能夠影響橫隔膜，幫助加深呼吸。

★ 緩和肩膀脖子的僵硬痠痛
★ 改善呼吸
★ 消除壓力

藥繪卡請見 P.57

藥繪 11　消除胸悶、喘不過氣

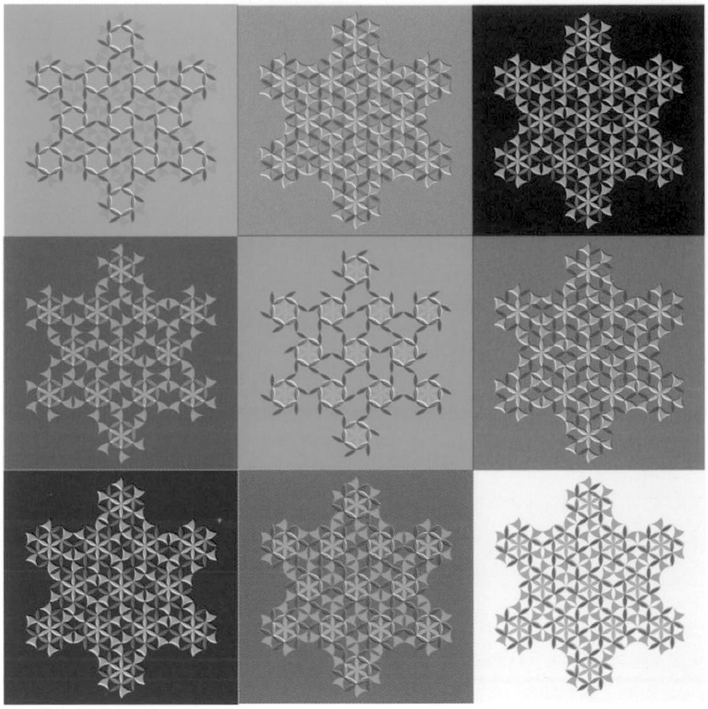

肺癌

利用神聖幾何學的「生命之花（P.9）」，以及與生命之花連結獲得的、能夠促進肺功能的數字所組成。把藥繪貼在胸前，或摸一摸藥繪，就能夠順暢呼吸，使體內的氣血正常流動，因此很多人會覺得身體變熱。肺功能不佳的人、家裡有肺癌病史的人建議多多利用此藥繪。

★ 提升心肺功能
★ 預防肺癌
★ 使呼吸平緩

藥繪卡請見 P.57

藥繪 12　改善心律不整、心悸

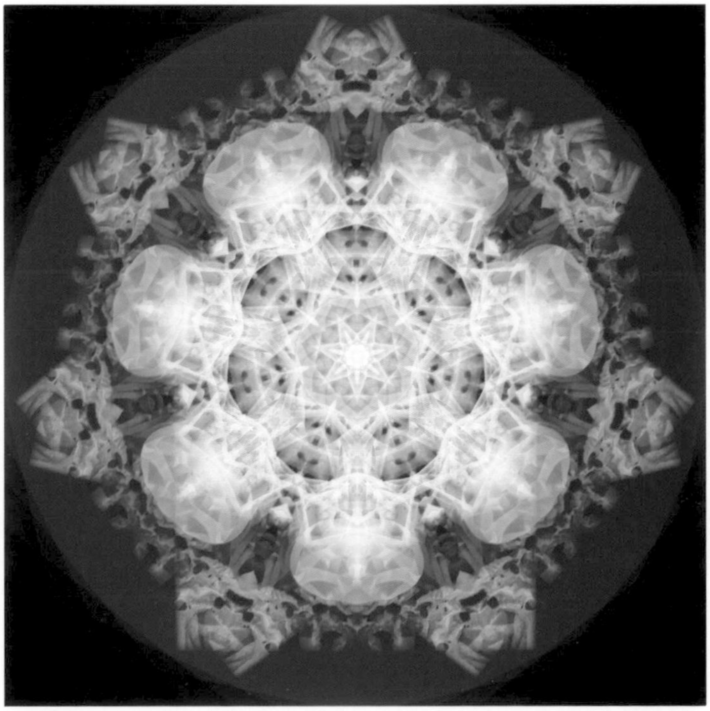

深度治療

綠色表示調和，而且綠色與代表心臟的紅色也是互補色，具有緩和、控制心跳的力量。把藥繪擺在心臟處，或是專心注視藥繪，再以白紙等遮住藥繪，就會在白紙上看到互補色的紅色。這張藥繪能夠從心底深處慢慢地、仔細地治癒心靈。

★ 改善心臟功能
★ 調整脈膊、血液循環
★ 療癒心靈

藥繪卡請見 P.57

藥繪 13　消除腹脹、逆流性食道炎

治胃壁

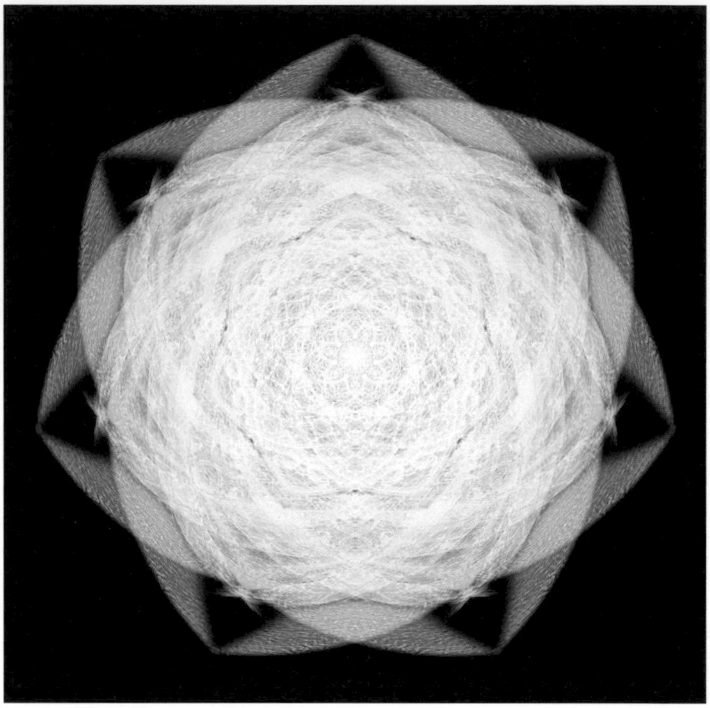

這個藥繪就是代表胃，包括胃內的黃色與胃液、膽汁的綠色。胃是把食物轉換成其他能量的臟器，因此使用改變次元的「7」。另外，這張藥繪也能夠帶來神與天使祝福，使人擁有神聖之心。

★ 減緩腹脹、胃重
★ 消除胃痛、逆流性食道炎
★ 消除壓力

藥繪卡請見 P.57

藥繪 14　改善消化不良、慢性胃腸炎

消化生命之花

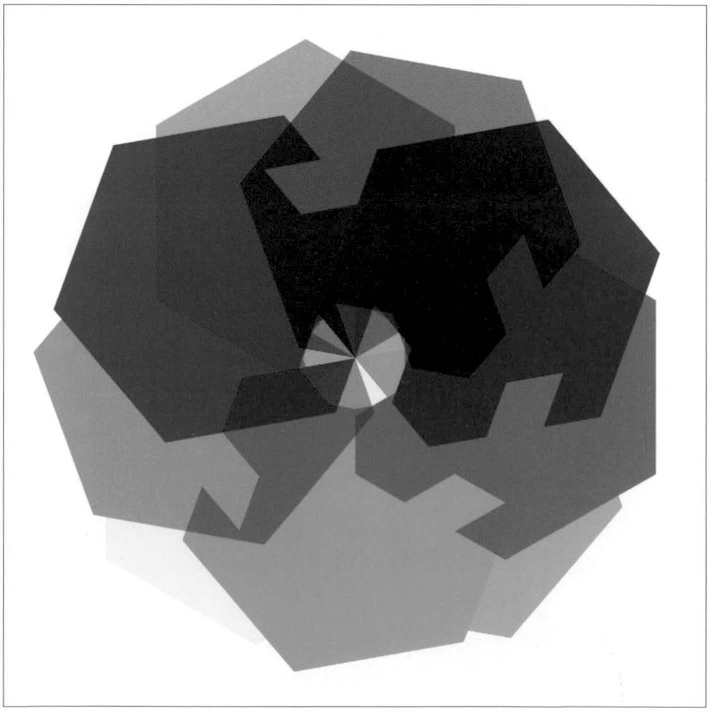

與「生命之花（P.9）」連結後選出的圖形，有助於改善消化不良、慢性胃腸炎。只要看看這張藥繪，或拿藥繪抵著肚子順時鐘方向繞圈，有的人嘴裡就會產生唾液，腸胃蠕動就會加快。蠕動的能量能夠幫助消化分解食物。

★ 提升消化能力
★ 改善腸道環境
★ 增進食慾

藥繪卡請見 P.57

藥繪 15 改善腸道環境、消除便秘

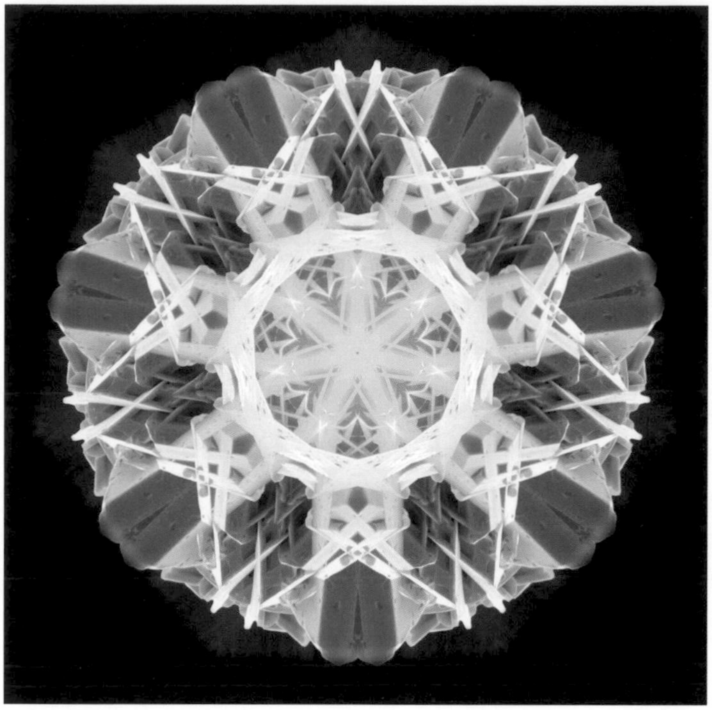

綠視界

綠色是代表促進腸道內的蔬菜消化。充滿高纖蔬菜的腸道，容易繁殖乳酸菌等好菌，排便也會跟著順暢。綠色是蔬菜，白色是好菌，因此這張藥繪能夠解決胃腸問題，找回健康活力。使用時，把這張藥繪的圖案朝外，貼在肚子上。

★ 改善腸道環境
★ 消除便秘、腹瀉
★ 恢復活力

藥繪卡請見 P.57

藥繪 16 改善腹痛

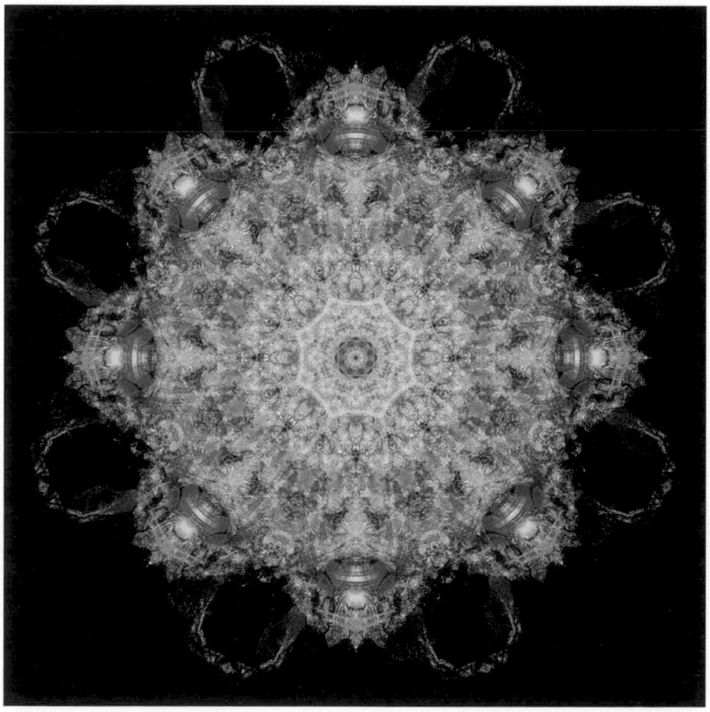

星緞帶

一般認為腹痛的原因是血液循環不良所導致。圖中的八個環代表腸貼膜的微絨毛，擴大表面積就能夠吸收大量營養。內側的粉紅色與青色代表血液與淋巴的流動。把藥繪隔著衣服放在肚臍的位置，說：「謝謝你總是盡心盡力。」就能夠緩和腹部不適。

★ 緩和腹痛
★ 提升消化吸收力
★ 促進血液循環

藥繪卡請見 P.57

藥繪 17　提升肝功能、預防宿醉

肝臟治療

肝臟是具有解毒功能的臟器，負責調整化學物質。這張藥繪是由右圖的十個圖案合而為一。眼睛不舒服、肌肉緊繃、指甲異常，都是肝臟出問題的警訊。拿這張藥繪抵著肝臟的位置，問題就可以獲得改善。酒喝太多時，也可以拿這張藥繪抵著肝臟，以預防宿醉。

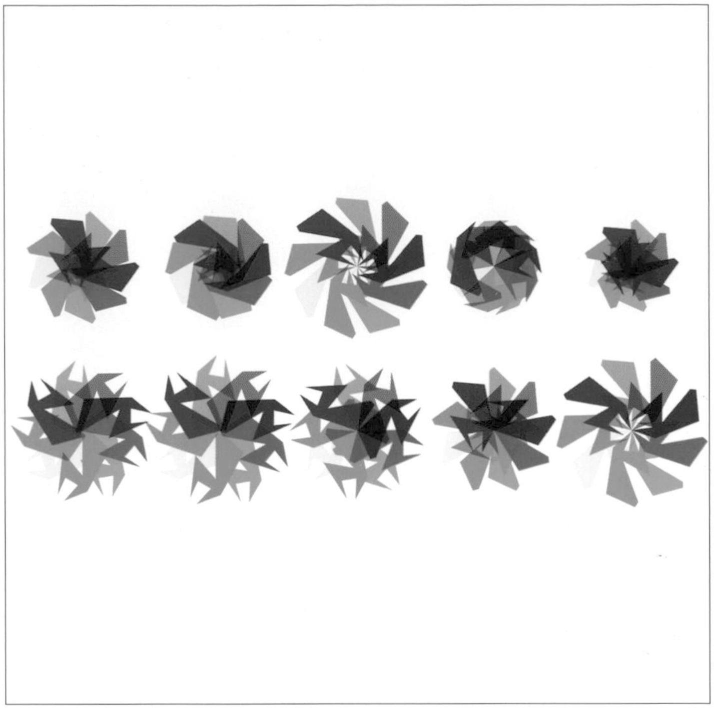

★ 照護肝臟
★ 預防、消除宿醉
★ 恢復力氣

藥繪卡請見 P.59

藥繪 18　提升腎功能、消除水腫

天使的迴轉木馬

腎臟是全身（八方）老舊廢物集合的場所，所以選擇「8」。白色和藍色是水的流動，粉紅色的環會給予水力量，促進全身水（體液）循環順暢，使身體輕盈舒暢。把藥繪貼在腳底的湧泉穴（腳趾拇趾和食趾往下延伸的交會處有一處凹陷，就是湧泉穴）上，就能夠促使老舊廢物排出體外。

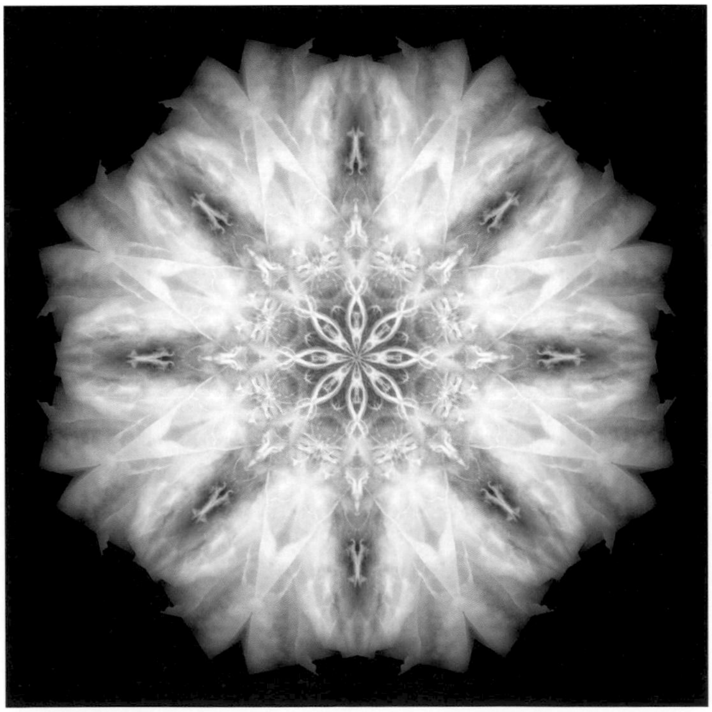

★ 強化腎臟功能
★ 消除水腫、排毒
★ 提升瘦身效果

藥繪卡請見 P.59

藥繪 19　改善漏尿、頻尿、尿道結石

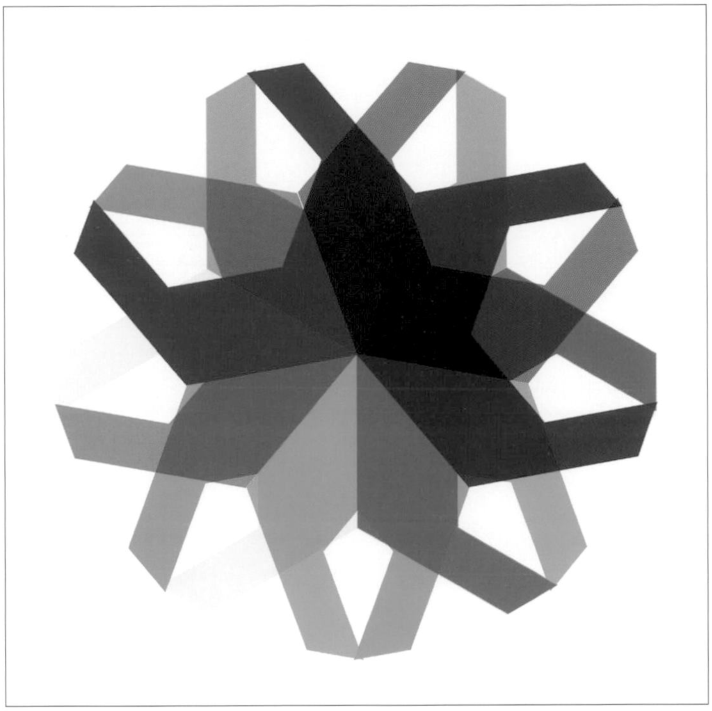

泌尿系統&生殖系統生命之花

與有助於改善泌尿系統的顏色和數字連結後導出的圖案。回力鏢形狀可把力量儲存在內側，防止流失。可有效改善泌尿系統與生殖系統的問題，也可以終結尿床，貼在內衣或睡衣外即可。

★ 解決漏尿、頻尿
★ 改善尿道結石
★ 預防尿床

藥繪卡請見 P.59

藥繪 20　解決攝護腺肥大症、性功能障礙

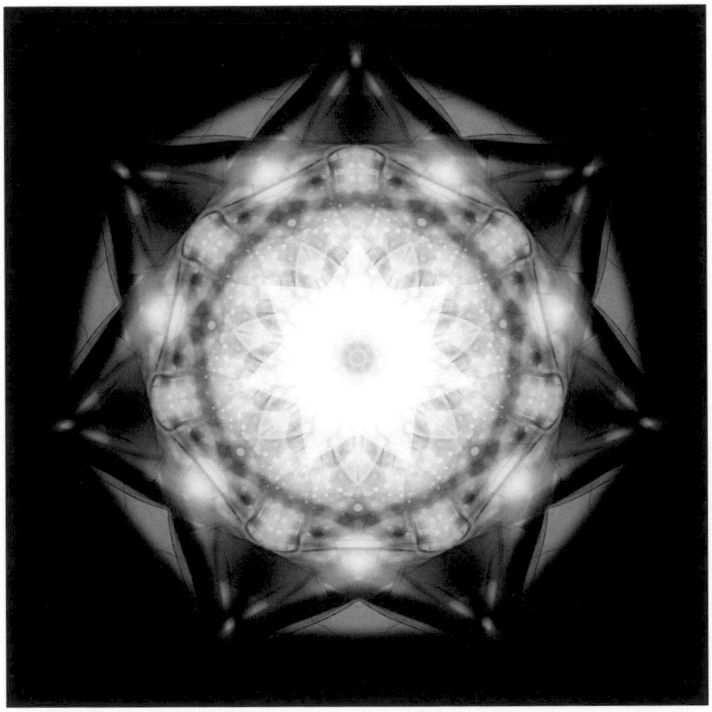

酒神巴克斯

攝護腺是藉由收縮與擴張產生、累積尿液的臟器。因此這張藥繪中央的青色是湧出的水，白色是蔓延的水，代表尿液順暢流動。「7」和正七邊形具有使事物開闔、停止又產生、改變等的能量，能夠有效改善攝護腺腫大症、性功能障礙。

★ 改善攝護腺疾病
★ 促進荷爾蒙分泌
★ 實現目標、意圖

藥繪卡請見 P.59

藥繪 21 改善、消除痔瘡

噴火燈

肛門有許多血管，一破裂就會出血。熱情的紅色可有效改善肛門的能量與血流，使血液循環順暢。手腳冰冷畏寒的人、有婦女病的人，建議把這張藥繪的圖案朝外，放在肚臍附近。

★ 消除痔瘡、緩和痔瘡造成的疼痛
★ 改善手腳冰冷問題
★ 預防、消除生理痛

藥繪卡請見 P.59

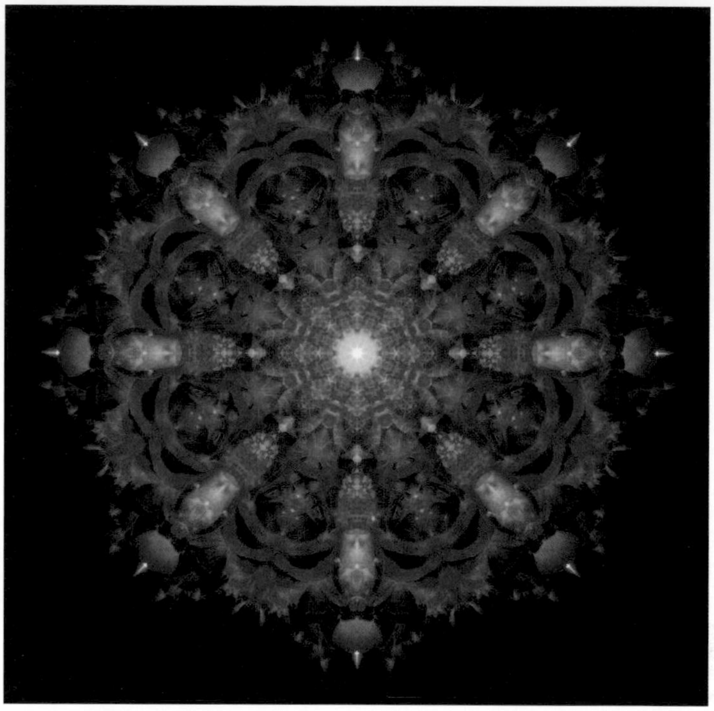

藥繪 22 提升免疫力

能量平衡

一般認為，各種文明病的根源是起自於能量失衡。萬事萬物都一樣，過猶不及都不是好事，必須保持恰到好處的平衡，才能夠預防文明病的發生。這張藥繪的圖案具有調整能量平衡、提升免疫力的力量。

★ 預防、改善文明病
★ 提升免疫力
★ 維持身體狀況平衡

藥繪卡請見 P.59

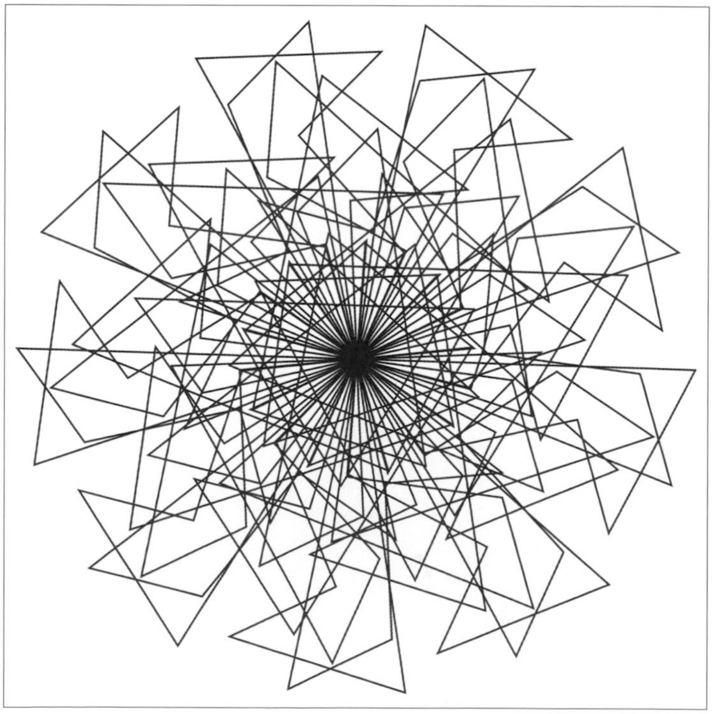

藥繪 23 改善高血壓

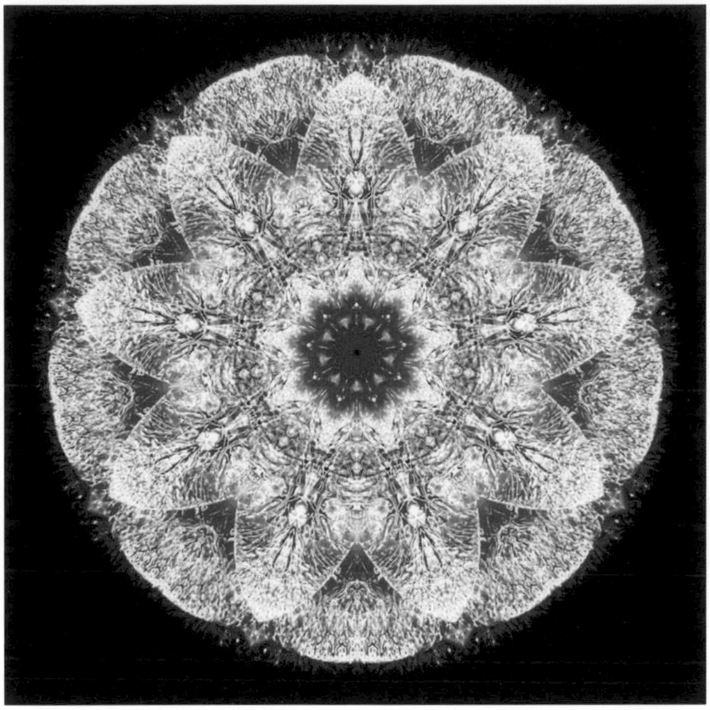

基礎建設

血壓是人體的基礎，少了血壓，人就無法存活。紅色代表血的顏色，為了表示大血管與微血管到處分布，因此以具有擴大面積之意的「9」構成這張藥繪。能夠有效改善高血壓與血液循環。

★ 預防、改善高血壓
★ 改善血液循環、手腳冰冷
★ 促進植物生長

藥繪卡請見 P.59

藥繪 24 預防、改善糖尿病

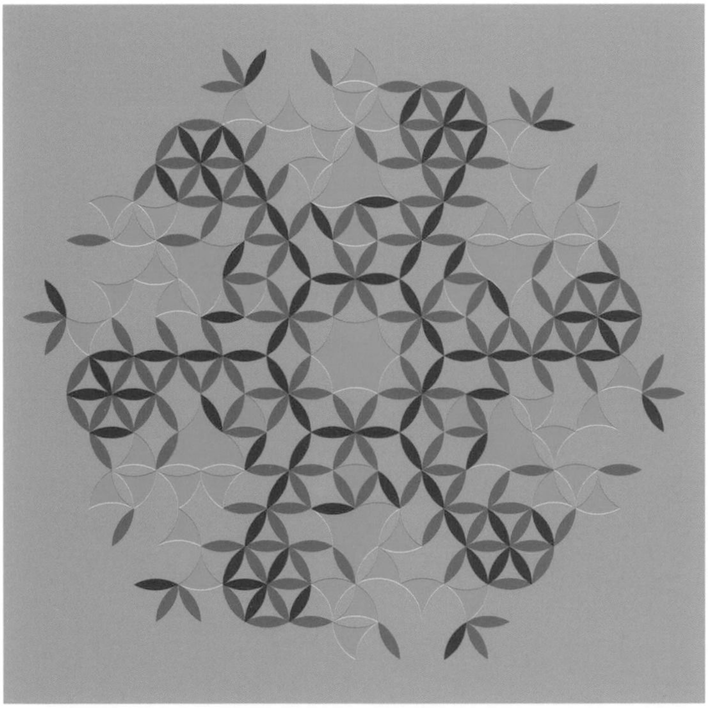

A1c

A1c（HbA1c，糖化血色素）的數字是糖尿病的檢驗項目之一。以潛意識的九個顏色為背景、生命之花（P.9）為基礎製作出的九個圖案，經糖尿病患者以O環測試法檢驗之後，發現紫色的效果最好。紫色是能夠改變次元的顏色，可把食物轉化為糖。抵在胰臟上使用即可。

★ 緩和糖尿病
★ 促進消化
★ 增強體力

藥繪卡請見 P.59

藥繪 25 預防、改善高血脂症

超級紅

以堪稱是人體設計圖的「生命之花（P.9）」為基礎製作的藥繪。紅色有促進燃燒的效果，可加速脂質代謝，防止高血脂造成的動脈硬化。對於減重瘦身也有效。只要看一看、摸一摸，就能夠作用在體內組織，使身體愈來愈健康。

★ 防止動脈硬化
★ 促進脂肪燃燒
★ 恢復體力

藥繪卡請見 P.61

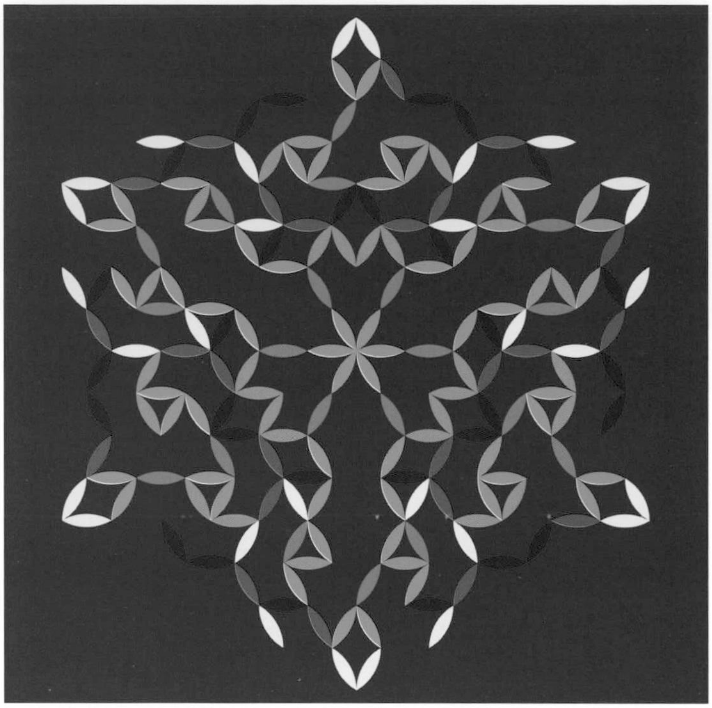

藥繪 26 消除慢性疲勞

星網

這張藥繪的圖案猶如在夜空中飄流的星海。為了消除慢性疲勞，藥繪從各地收集「氣（白色）、血（紅色）、水（青色）」的能量，並用「8」的力量協助穩定。外圍的波狀，是收集來的力量向外蔓延的意思，具有抗疲勞效果。

★ 消除疲勞
★ 強化生命能量
★ 提高自身影響力

藥繪卡請見 P.61

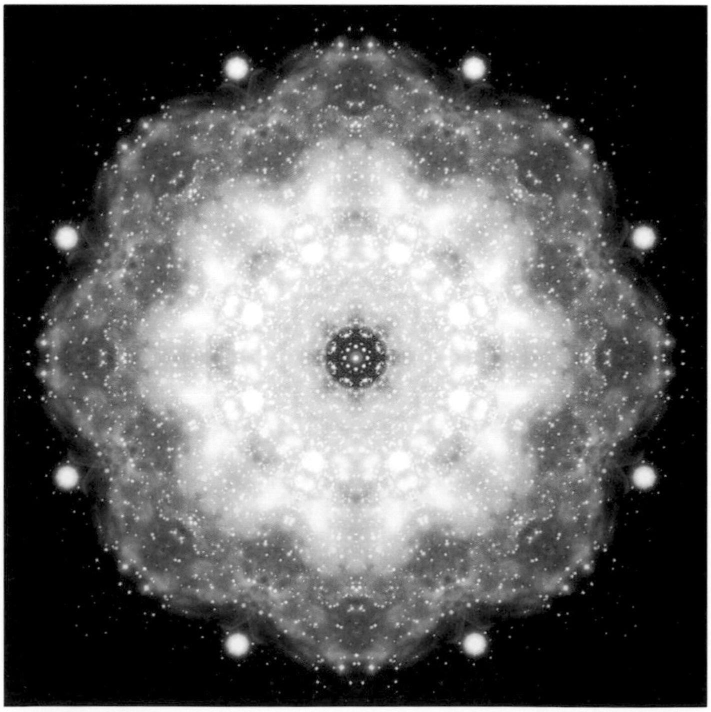

藥繪 27　消除肌肉痠痛

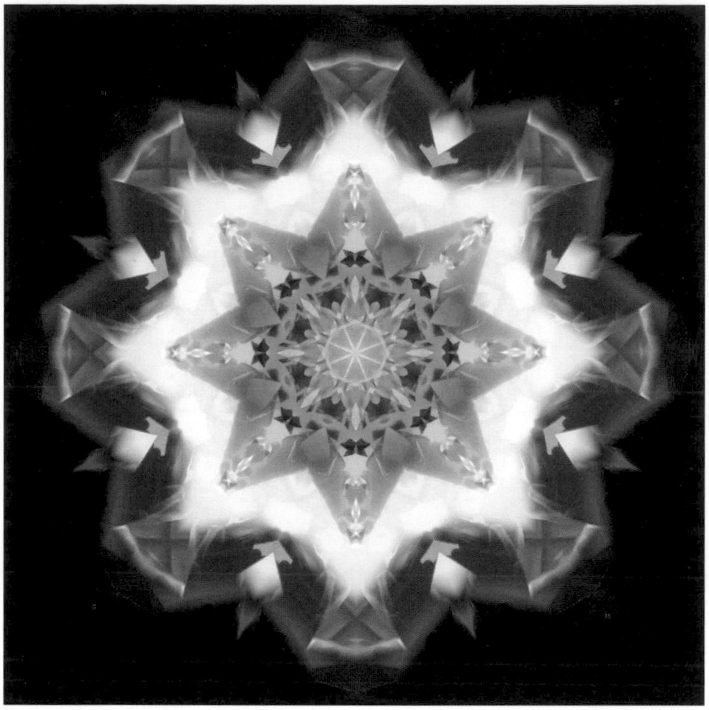

八星

肌肉痠痛、關節痛等疼痛，是因為氣、血、水的流動停滯所引起。這張藥繪的顏色分別代表肌肉、結締組織、淋巴、水，八芒星則具有排除停滯、緩和疼痛的效果。運動前或運動後看看這張藥繪，或是把藥繪對著脖子側面或後面，就能夠預防、消除疼痛。

★ 減輕肌肉痠痛
★ 減輕膝蓋痛、腰痛等關節疼痛
★ 使自身才能得以發揮

藥繪卡請見 P.61

疼痛

藥繪 28　減輕各種疼痛

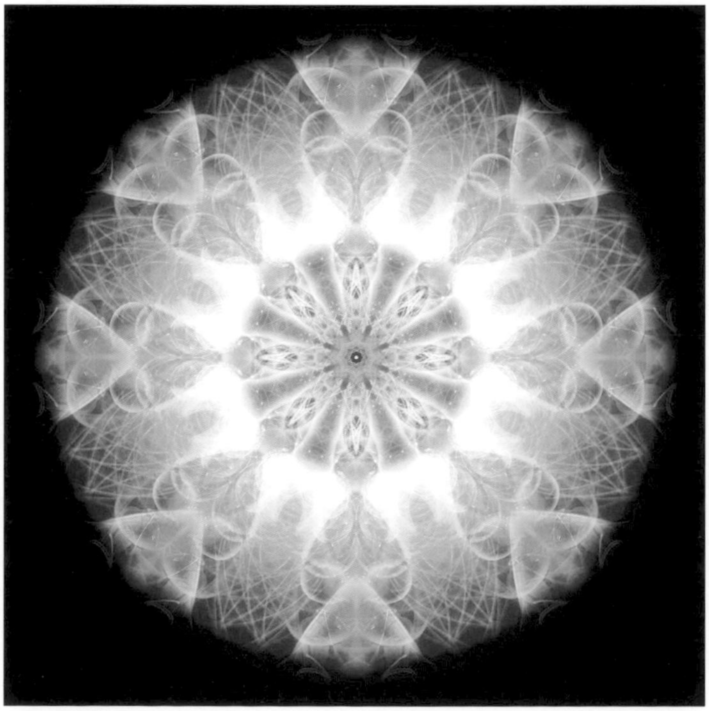

無重力

人體受到重力很大的影響，因此解除重力的負擔，就能夠改善多數疾病。把這張藥繪貼在背後或身上，身體就會如同在無重力環境裡一樣輕盈，各種疼痛也會減輕。這張藥繪還具有抗壓效果，以及解決問題的力量。

★ 減輕全身的疼痛
★ 緩和壓力
★ 解決各種問題

藥繪卡請見 P.61

藥繪 29　緩和異位性皮膚炎

美好肌

搔癢的起因之一就是壓力。壓力由肝臟管理，因此青色最能夠發揮改善作用。異位性皮膚炎引起的發炎反應，可藉由淺藍色和白色抑制。另外，紫色也可用來對付搔癢。這張藥繪可解決黑斑、青春痘等所有肌膚問題。

★ 緩和皮膚問題
★ 預防青春痘、黑斑
★ 預防家裡發黴

藥繪卡請見 P.61

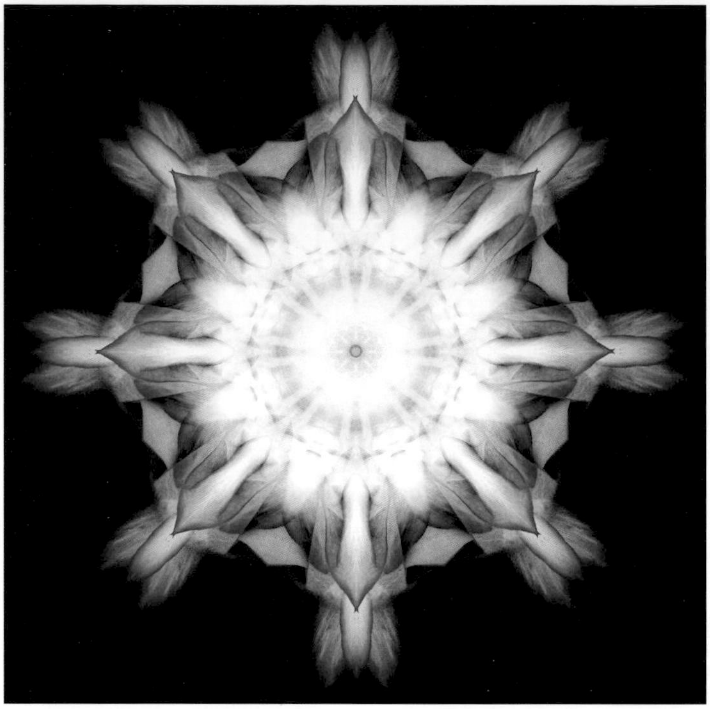

藥繪 30　預防感冒、傳染病

野牛

這是利用與「生命之花（P.9）」連結得到的有效數字製作的藥繪。曾經廣受民眾愛用，得到流感的人貼在頭上或肩膀上，能夠緩和全身疼痛並退燒。因應COVID-19的流行，現在也有愈來愈多人使用。具有能夠消除所有不適、戰勝病毒的作用。

★ 對抗流感
★ 打造戰勝病毒的身體
★ 保護人體遠離災禍

藥繪卡請見 P.61

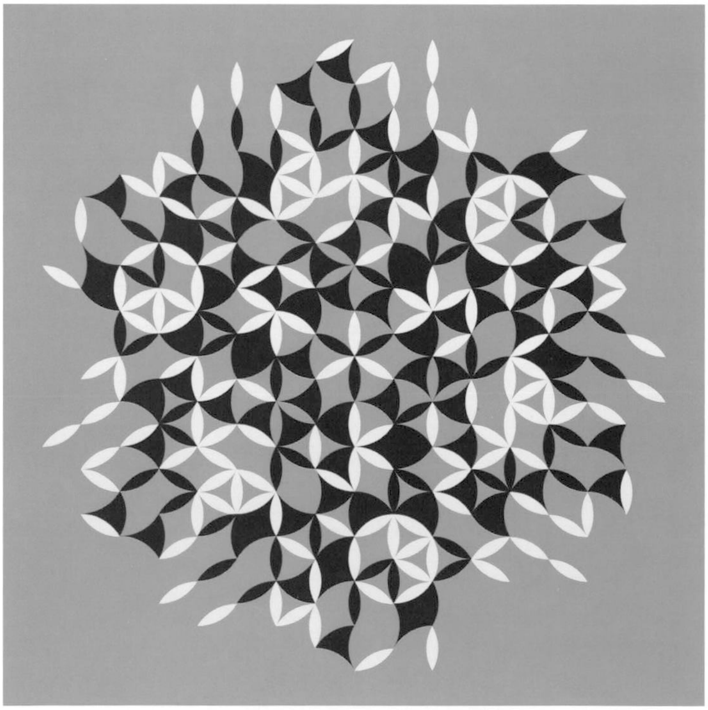

感冒

藥繪 31　想要退燒時

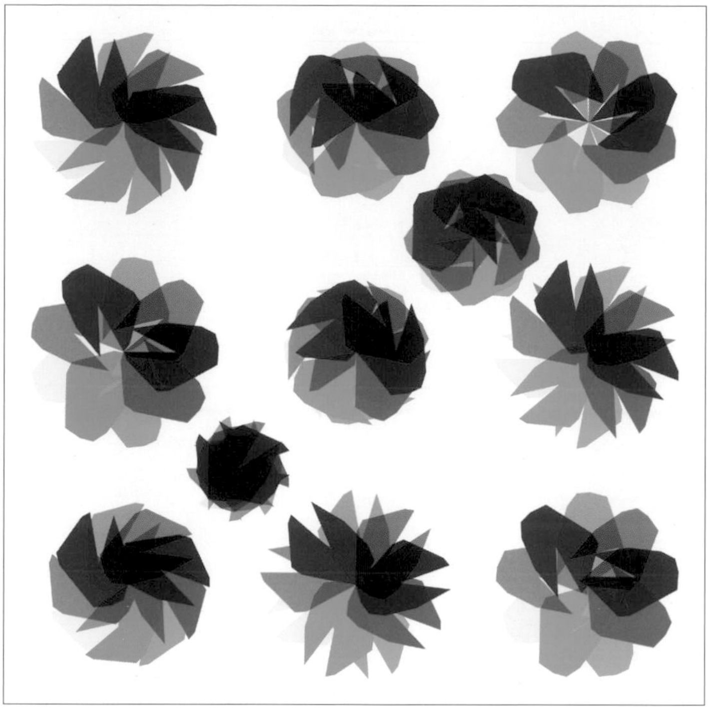

突發高燒

藉由可影響潛意識的九個顏色，以及類似回力鏢的各種形狀，能夠使突然發生的高燒退燒。這張藥繪是將左側的十一個圖案合而為一，對於任何類型潛意識的人都有效。突然發高燒時，把藥繪放在脖子後側深呼吸，就能夠促使體內的氣流動，快速退燒。

★ 退燒
★ 緩和所有發炎症狀
★ 對抗病毒

藥繪卡請見 P.61

腰

藥繪 32　緩和腰痛、椎間盤突出

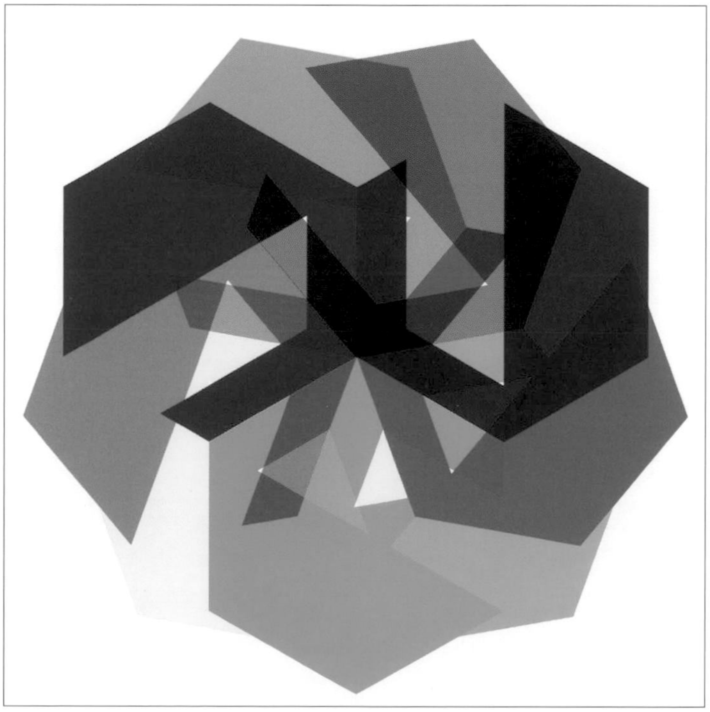

腰腿生命之花

腰腿疼痛是肌肉、筋膜、肌腱扭傷、血流和淋巴等循環不良所造成。疼痛的原因有很多，包括發炎、毒素、腸胃問題等，因此圖案選用與潛意識相對應的九個顏色。把這張藥繪貼在腰上、膝蓋或腳踝，就能夠確保腰腿健康，使步行更順暢。

★ 消除腰痛、扭到腰
★ 緩和椎間盤突出、坐骨神經痛
★ 走路更順暢

藥繪卡請見 P.61

藥繪 33　減輕膝蓋痛

阿麗斯

這張藥繪是以「生命之花（P.9）」為基礎設計的圖案，交疊在潛意識的九色上，並且以對於關節痛最有效的紅色為底色。膝蓋痛的原因多半是膝蓋積水，因此也可以解釋為用火的熱度擊退水。只要貼在關節（膝蓋以外的關節也可以）上，就能夠大幅擴大關節的可動範圍。

★ 減輕關節痛
★ 擴大關節的可動範圍
★ 改善駝背

藥繪卡請見 P.63

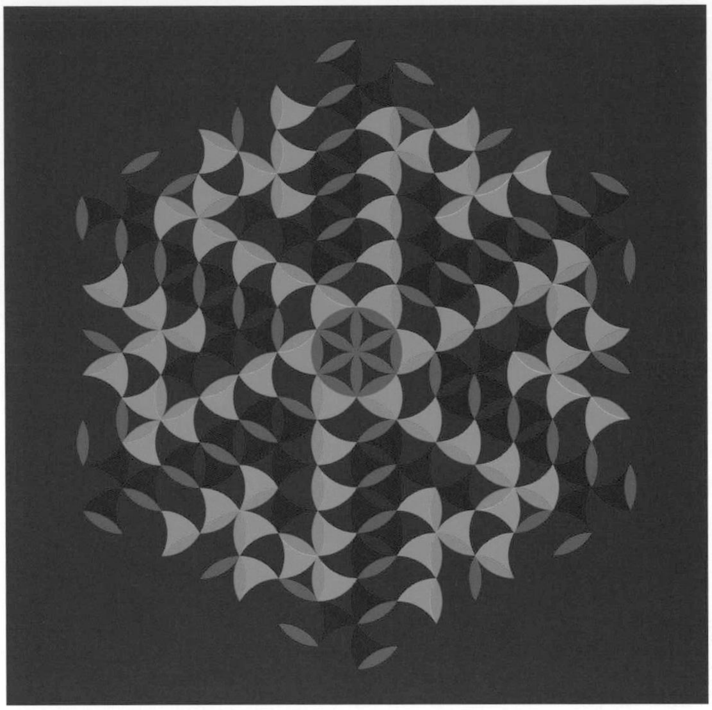

藥繪 34　改善姿勢、消除駝背

姿勢改善

姿勢不良往往就會使人看起來比實際年齡老。藥繪中央有U字形的天線朝向八個方位伸出，每個U字形頂端分別有兩個點，共計十六個點。人類也是用兩條腿站立，因此「2」代表平衡穩定。把這張藥繪貼在背後或只是看著，姿勢就會變得端正好看。

★ 使背脊挺直
★ 降低外表年齡
★ 達成目標

藥繪卡請見 P.63

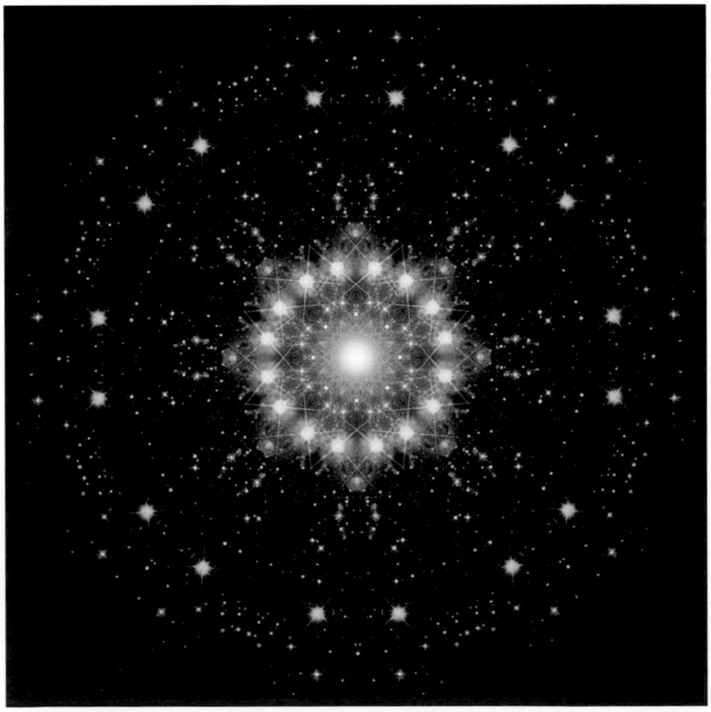

藥繪 35　瘦身的工具

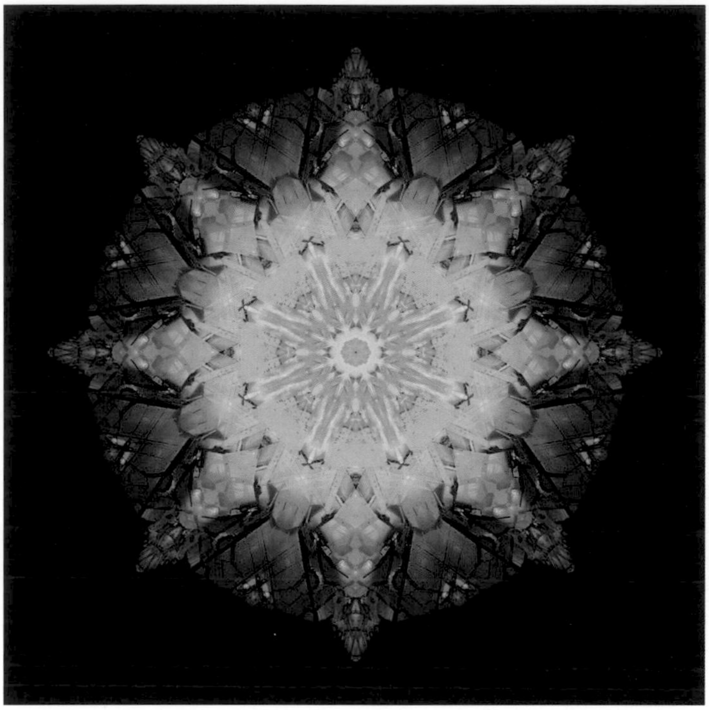

瘦后

減重的天敵就是便秘。這張藥繪能夠幫助調整肚子狀況、瘦肚子、促進排便，使累積在體內的老舊廢物排出，發揮瘦身效果。只看著藥繪也有效，拿起藥繪在肚子上順時鐘方向繞圈效果更好，能夠幫助縮小肚子。

★ 提升減重瘦身效果
★ 促進排便
★ 使下腹部縮小

藥繪卡請見 P.63

藥繪 36　美肌、解決黑斑、皺紋問題

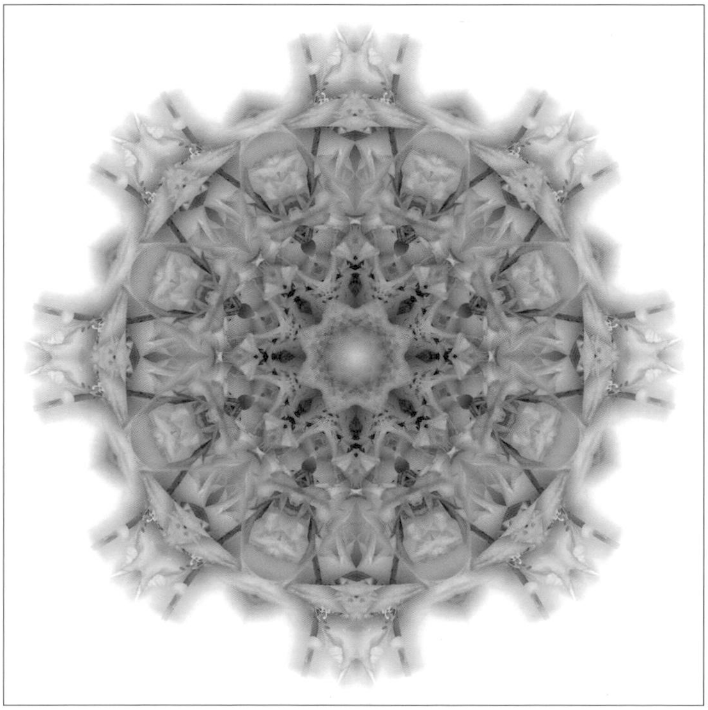

聖輪

圖案象徵法輪（用輪子譬喻佛法的意思），利用八座橋把能量等各種物質吸引到中央，代表集結逆齡的力量、抽象世界的力量。想要維持肌膚漂亮的人、想要擁有白皙肌膚的人，請務必隨身攜帶。

★ 維持美肌
★ 提升女性魅力
★ 預防老化

藥繪卡請見 P.63

藥繪 37　解決白髮、脫髮、禿頭問題

跨次元

只要看著這張藥繪，想像從毛根長出許多頭髮，就能夠發揮力量，預防並改善白髮、脫髮、禿頭問題。建議一邊看著這張藥繪，一邊拿梳子梳頭髮或按摩頭皮。另外，每天看著這張藥繪，也能夠發現全新的自己。

★ 解決頭髮困擾
★ 解決頭皮味
★ 發現全新的自己

藥繪卡請見 P.63

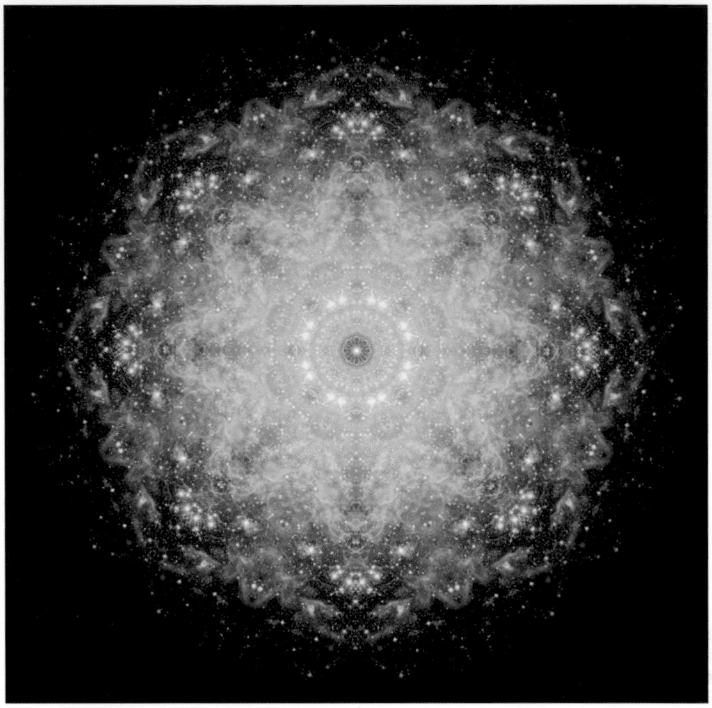

藥繪 38　預防、改善手腳冰冷

紅十字

這張藥繪的圖案象徵火焰提供生命能量給心靈與身體，看一看就會覺得身體發熱。只是看著就會湧現力量。身體容易覺得冷的人，每天一次把圖案朝外，抵著腹部或胸口，身體就會感覺變熱。圖案用到了「7」，因此也有改變體質的功效。

★ 溫暖身體
★ 集中力量
★ 改善體質

藥繪卡請見 P.63

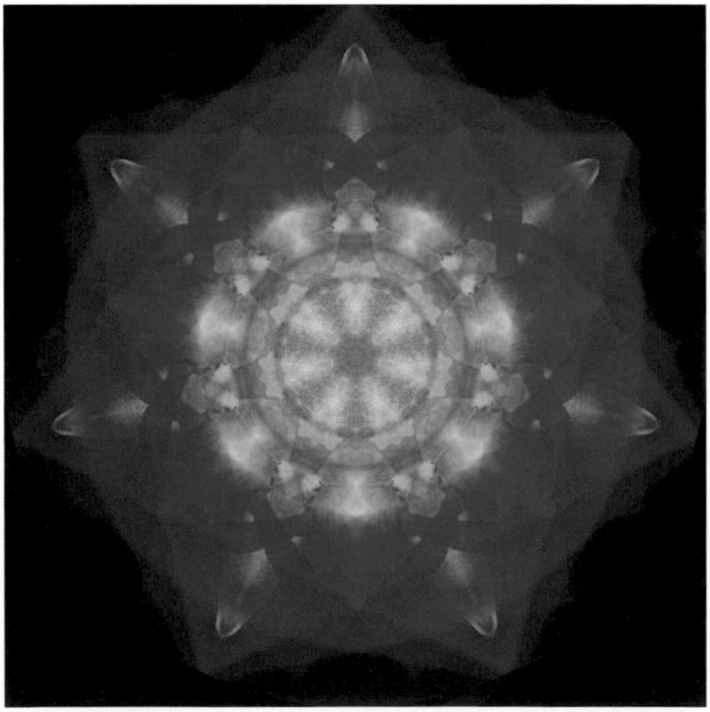

藥繪 39　緩和生理痛、經前症候群

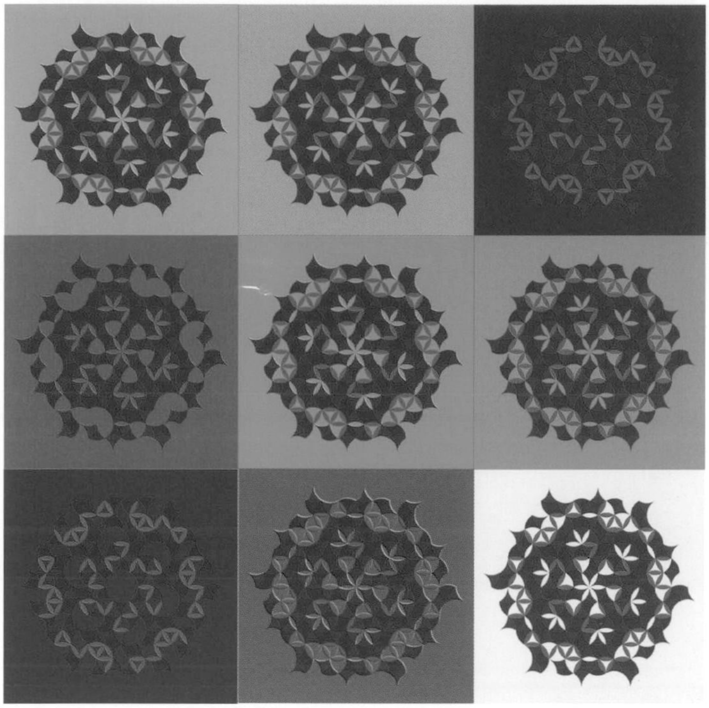

生理痛-2 魔方陣

與能夠有效消除生理痛的數字連結，再搭配「生命之花（P.9）」構成的圖案。紅色動脈與青色靜脈能夠促進血液循環，緩和疼痛。加上潛意識的九個顏色，能夠給許多人帶來效果。把藥繪放在下腹部或腹部上，就能夠減輕生理痛和經前症候群症狀。

★ 解決月經問題
★ 治療婦女病
★ 引起欲望與熱情

藥繪卡請見 P.63

藥繪 40　改善婦女病

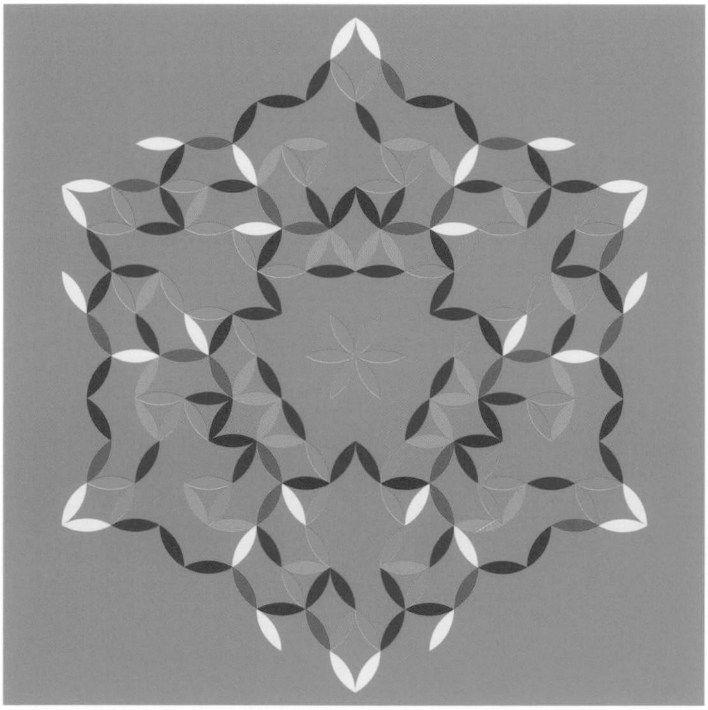

橘眾

女性特有疾病的成因多半出自於手腳冰冷，因此這張藥繪使用使身體溫暖又不會過熱的橘色，能夠有效改善婦女病，穩定生理週期、基礎體溫等。另外也有助於改善手腳冰冷但臉卻發熱的「熱潮紅」。把藥繪放在下腹部即可。

★ 穩定月經週期
★ 使基礎體溫正常
★ 改善熱潮紅

藥繪卡請見 P.63

藥繪 41　懷孕、順產的護身符

宇宙宮

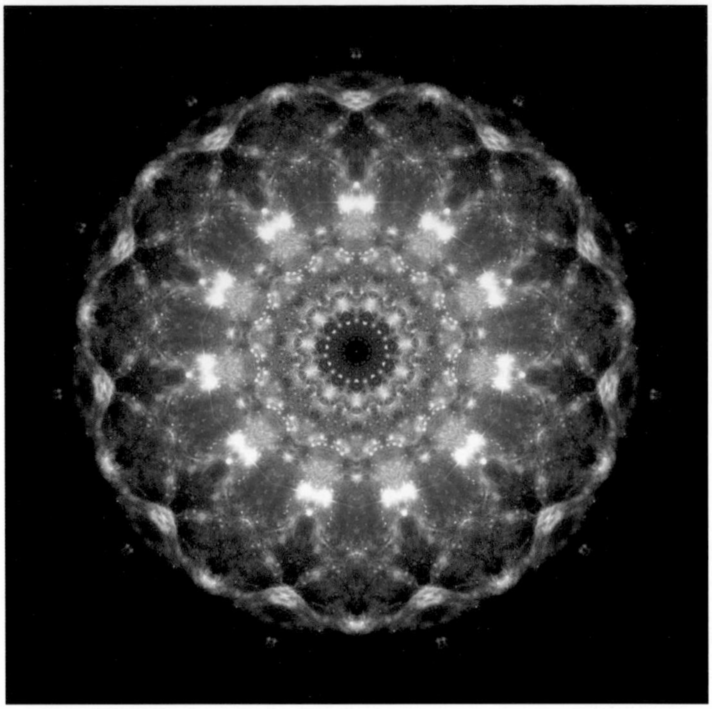

圖案就像孕育胎兒的子宮，也兼具孕育萬物的創造與包容之意。「宇宙宮」是宇宙和子宮兩個詞的合併。這張藥繪能夠吸引全宇宙的力量。想懷孕的人或孕婦可以把藥繪放在下腹部。

★ 改善子宮功能
★ 改善血液循環
★ 保佑懷孕、順產

藥繪卡請見 P.65

藥繪 42　療癒心靈

愛你

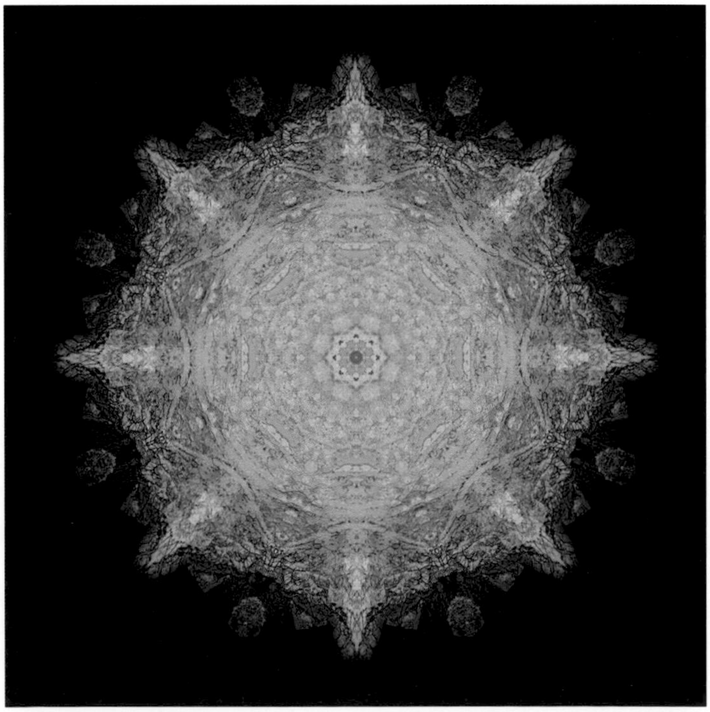

外側的蓬鬆毛球放大雀躍感，把內心充滿的喜悅朝八個方向擴散。光是看到綠寶石的綠色就能夠療癒心靈，促進調和。進行正念冥想時，把這張藥繪擺在面前，更能夠專注當下。也建議當作護身符隨身攜帶。

★ 使心靈正向積極
★ 消除心理不適
★ 代替護身符

藥繪卡請見 P.65

藥繪 43　緩和暈眩、暈車

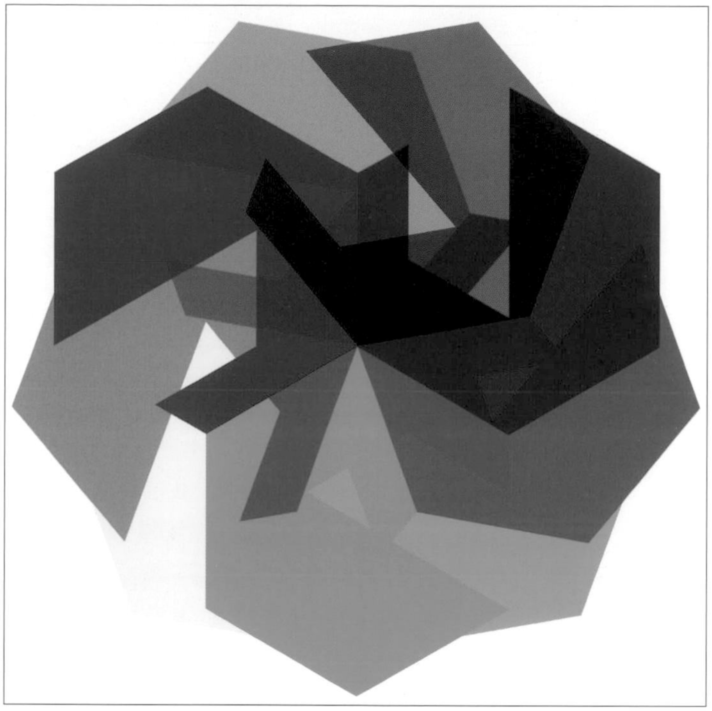

自律神經生命之花

透過內圈的右旋與外圈的左旋，驅動煞車與油門，在旋轉中取得調和，穩定自律神經的平衡。可改善手汗、冷汗、睡覺出汗、心悸、暈眩、暈車等自律神經失調造成的所有症狀。把這張藥繪存在手機裡當成主畫面的背景圖片，能夠預防暈車。

★ 消除暈眩、暈車
★ 消除手汗、睡覺出汗等
★ 調整自律神經的平衡

藥繪卡請見 P.65

藥繪 44　提升睡眠品質

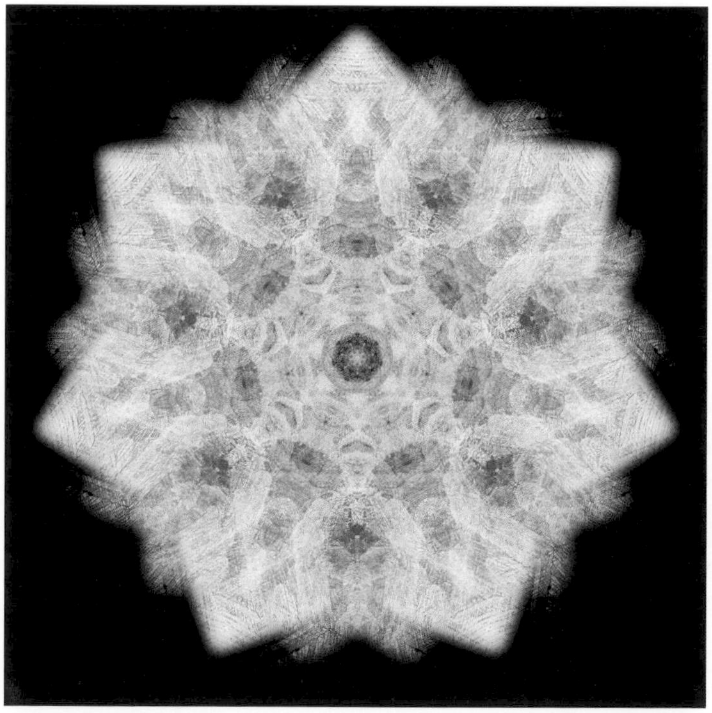

格蘭迪

圖案是夢中的世界，一切都很輕柔，有漸層的層次。因為是夢中世界，所以用代表不安定的「7」。這張藥繪能夠讓你作許多愉快的夢，只要看一看藥繪，睡覺也會變成最期待的事。建議難以熟睡的人、睡覺姿勢不好的人、失眠的人使用。

★ 獲得更好的睡眠品質
★ 改善失眠
★ 改善慢性疲勞

藥繪卡請見 P.65

藥繪 45　改善憂鬱症、消除不安

心門守衛

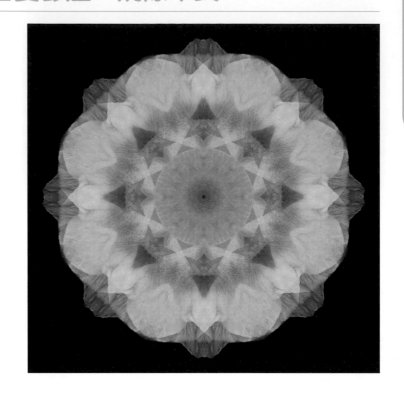

利用層層交疊的八芒星，保護你遠離外來的批評與誹謗中傷。只要看著這張藥繪就能夠找回心靈平靜，消除憂鬱與不安。另外，想要正確凝視自己的內心時，看一看這張藥繪，就能夠確實面對自己的心。

★ 消除憂鬱狀態
★ 減輕不安
★ 強化自我防禦

藥繪卡請見 P.65

藥繪 46　緩和焦慮不安

涅槃

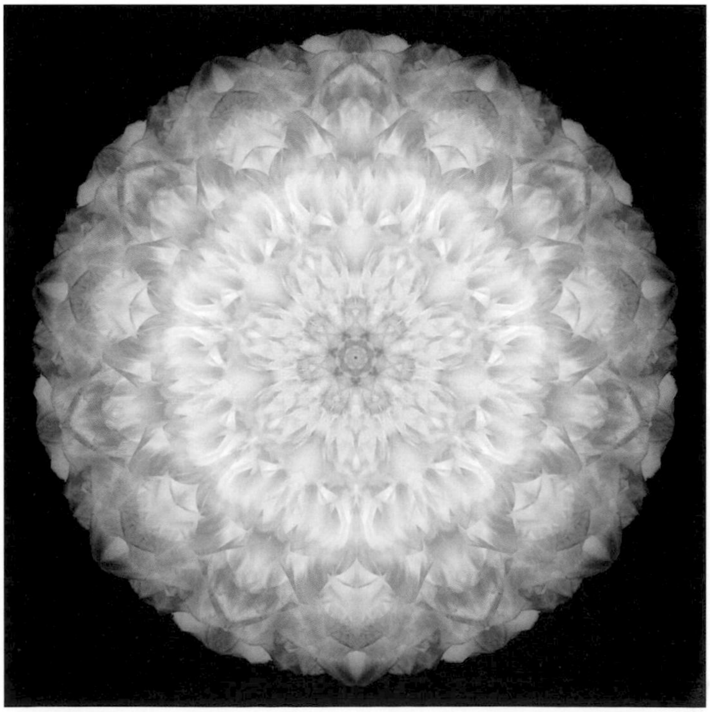

圖案中央湧出白光，讓人聯想到釋迦牟尼佛、百合花、蓮花。當你的腦子裡充滿煩心事、雜事、別人的事而焦慮不安時，小歇一會兒，看看這張藥繪，心情就會猶如與釋迦牟尼佛一起喝下午茶一樣輕鬆，內心也會恢復平靜。

★ 撫平焦慮不安
★ 消除雜念、淨化內心
★ 調整身心

藥繪卡請見 P.65

第2章

瞬間提升運勢的「藥繪」

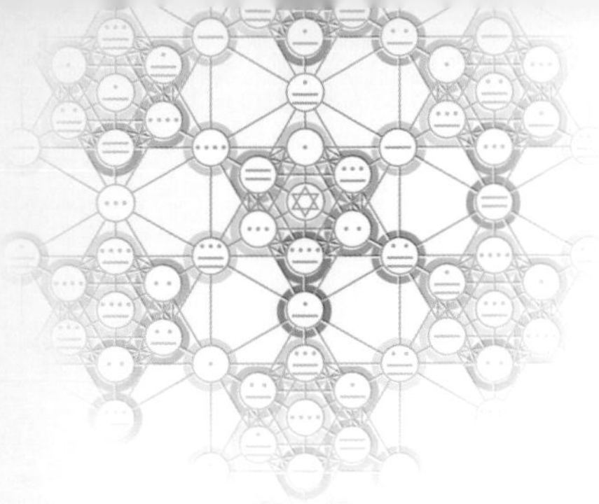

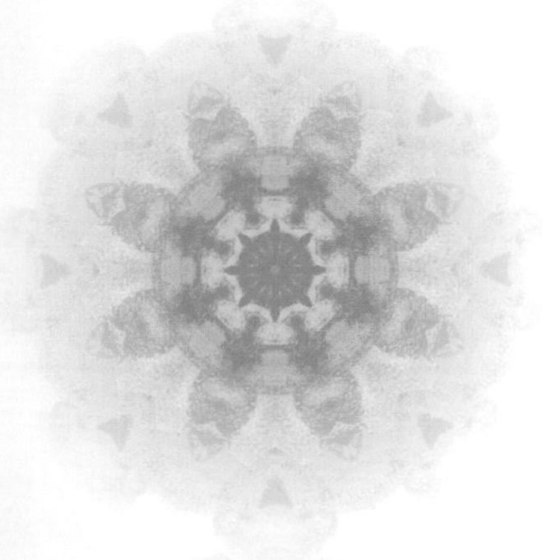

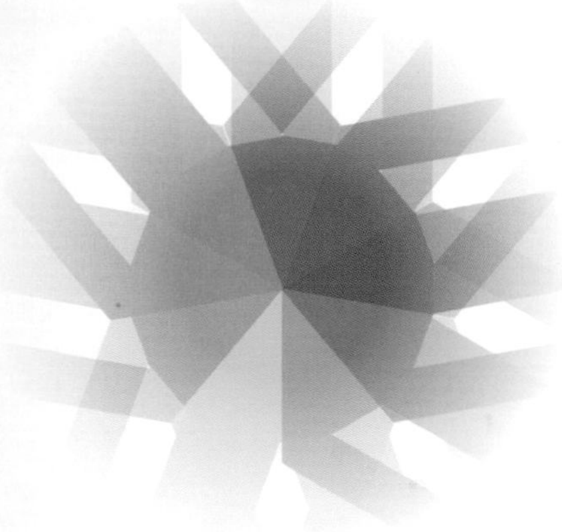

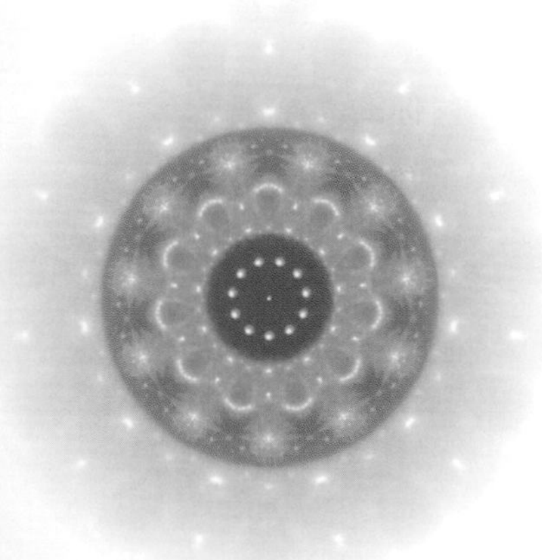

接下來將介紹提升財運、戀愛運、事業運、居家安全等運勢的藥繪。
了解使用方式（第52頁）之後，在藥繪卡（第67頁）寫上想要實現的願望試試。

財運、戀愛運、考運大集合！

利用藥繪，一鼓作氣提升運勢

藥繪不僅能夠改善身體不適，還有驚人的開運效果。

藥繪除了扮演「藥物」的角色之外，也具有提升財運、牽紅線、保佑生意興隆、考試上榜等多種開運效果。

所謂的好運，就是老天爺賜給充滿正能量者的禮物。把藥繪當作護身符帶著，更能夠強化自身原本就有的能量，帶來更多好運氣。

為了吸引更多好運靠近，用「已經實現的語氣」把願望「具體」寫在藥繪卡上，願望會更容易實現（第54頁）。此外，與家人或重要的人分享藥繪，也能提升運勢。

對於藥繪，保持開放態度，不要有先入為主的想法，藥繪才會成為實現願望的最強幫手。

利用藥繪提升運勢的經驗談！

案例2

放在皮夾裡就中了樂透彩

我把寫上「在某某店購買的樂透彩中了二十萬日圓」的藥繪卡放在皮夾裡隨身攜帶，結果買樂透從來不曾對中高額彩金的我，真的中了二十萬日圓。

（64 歲・男性）

案例4

小孩考上第一志願

就讀國三的女兒快被考試壓力擊垮。我讓她隨身攜帶祈求考試過關的藥繪，結果她的表情變得很放鬆，能夠專心念書，也成功考上第一志願。

（48 歲・女性）

案例1

貼在店內牆上，客人就變多了

之前店裡客人愈來愈少。某天我在書店看到藥繪，就把寫著「很多客人光臨」的藥繪貼在店裡牆上，第二天起上門的客人就愈來愈多了。

（53 歲・女性）

案例3

貼在公司裡就接到新工作

我正在煩惱工作量受到 COVID-19 的影響而銳減，恰巧就接觸到藥繪。我把藥繪貼在公司裡一眼就能看到的地方，結果就接到了新案子。

（43 歲・男性）

案例5

開始隨身攜帶後，原本僵化的人際關係也轉好了

因為某個原因，我在公司的人際關係出了問題。我在藥繪上寫下「我與〇〇成為好朋友了」的願望，幾天之後我們的關係真的轉好，現在也仍然是好朋友。

（34 歲・女性）

藥繪 47　提升財運

卓爾金曆 I

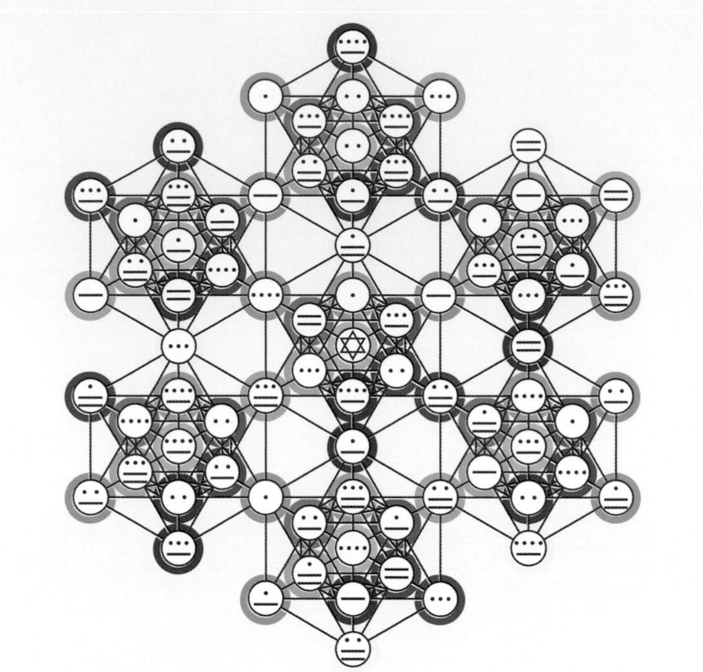

圖案表示古馬雅曆（墨西哥等中美洲地區過去使用的曆法）。這張藥繪會帶來如同馬雅文明時代耀眼奪目的黃金飾品般的金錢運、財運。放在皮夾裡或夾在存款簿等再收進櫃子裡，更能夠提升運勢、促進氣血循環，也有強化肺臟的作用。

★ 財運轉好
★ 增加收入
★ 強化肺臟功能、緩和肺炎

藥繪卡請見 P.67

藥繪 48　提升事業運

發光

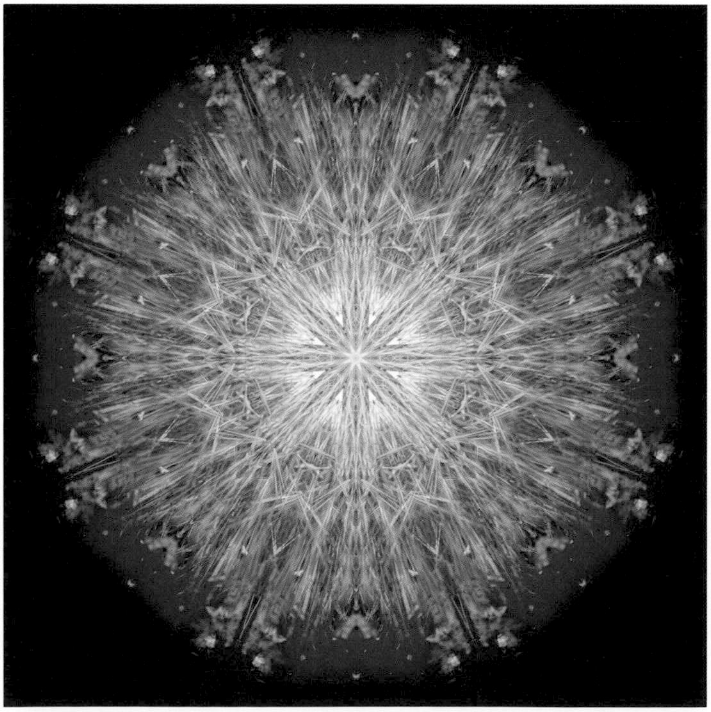

圖案就像美麗綻放的煙火，能夠讓你閃現好點子，並且將好點子變成好結果，使你的想法、見解、作品、靈感受到廣泛認同，得到更多人的接納。紫色是讓你遇見更高層次自己的完美顏色，能夠使你的才華更上一層樓。

★ 事業成功
★ 想要發揮點子時
★ 希望想法獲得他人認同時

藥繪卡請見 P.67

藥繪 49　提升戀愛運

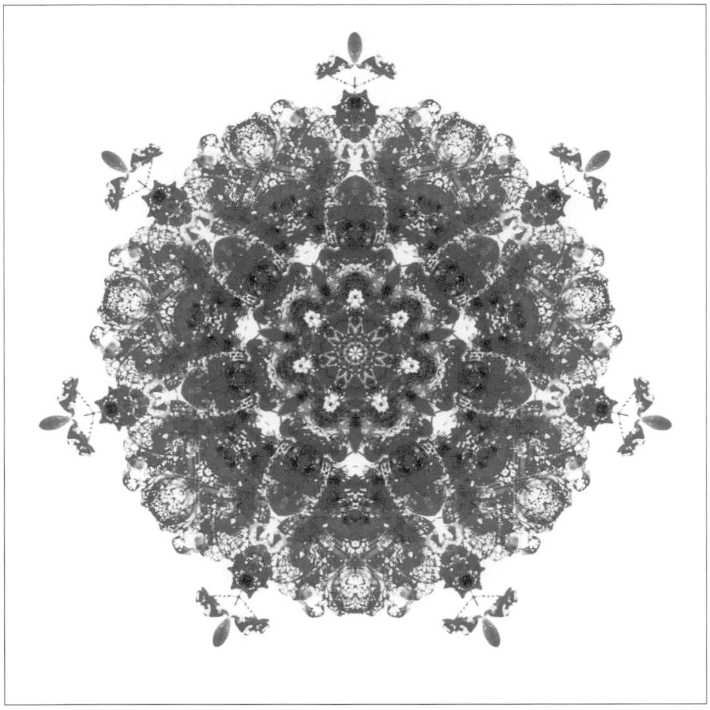

櫻桃

適合想要談一場猶如櫻桃般酸甜戀愛的你。戀愛成真就會心跳加速。比起安定，戀愛更喜歡有點不安定的「7」。七邊形外圍的三片葉子類似幸運草，象徵好運降臨。使用這張藥繪不僅能夠獲得戀人，也能夠認識新朋友。

★ 提升戀愛運
★ 吸引美好的戀愛到來
★ 認識新朋友的機會

藥繪卡請見 P.67

藥繪 50　集合有緣人

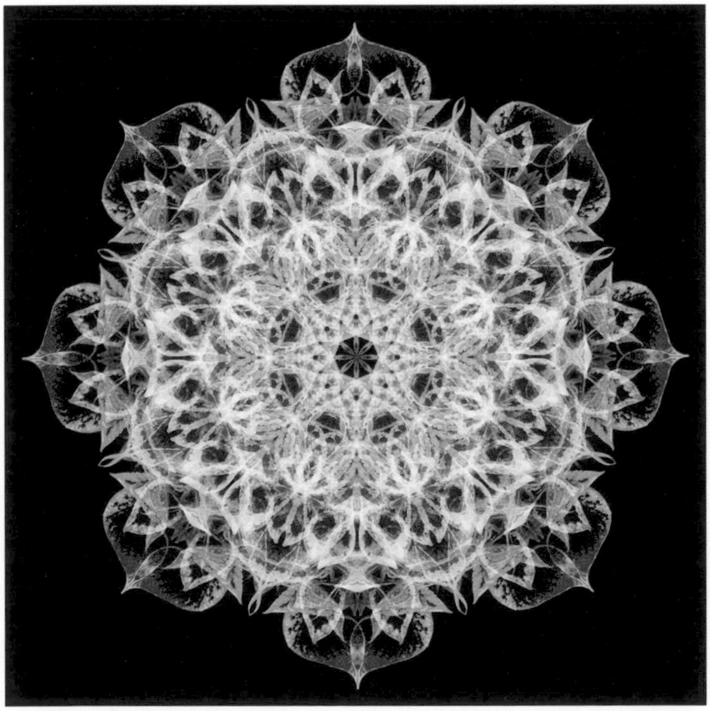

桃花開

看到這張藥繪會很有感覺的你，表示即將進入「桃花期」。帶著這張藥繪去參加能夠與許多人交談的場合吧。讓你直覺認定「就是這個人了！」的美好邂逅即將發生。設成待機畫面，讓身邊其他人看見，也能夠獲得他人的矚目。

★ 走桃花運
★ 遇見真命天子或天女
★ 成為人氣王

藥繪卡請見 P.67

藥繪 51 願望成真、吸引好運

星叉

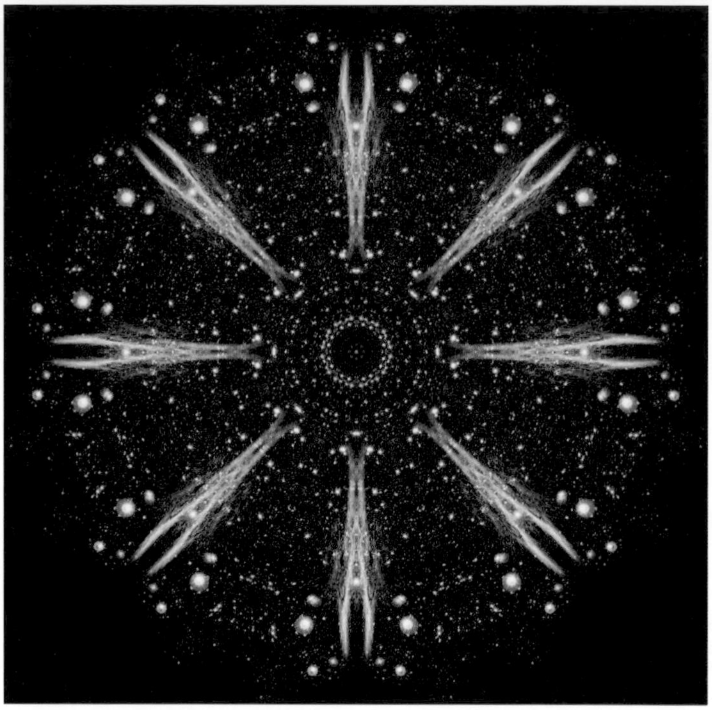

表示拿叉子把各式各樣的星星（運氣或願望）送到自己手上。遇到困難也有能力抓住機會。朝著自己想吸引的東西所在的方向，以右手食指按住圖案中央，具體想像自己想要掌握的機會。

★ 吸引好運
★ 抓住機會
★ 明確地看到自己想走的路

藥繪卡請見 P.67

藥繪 52 有美好的邂逅

芬蘭迪亞

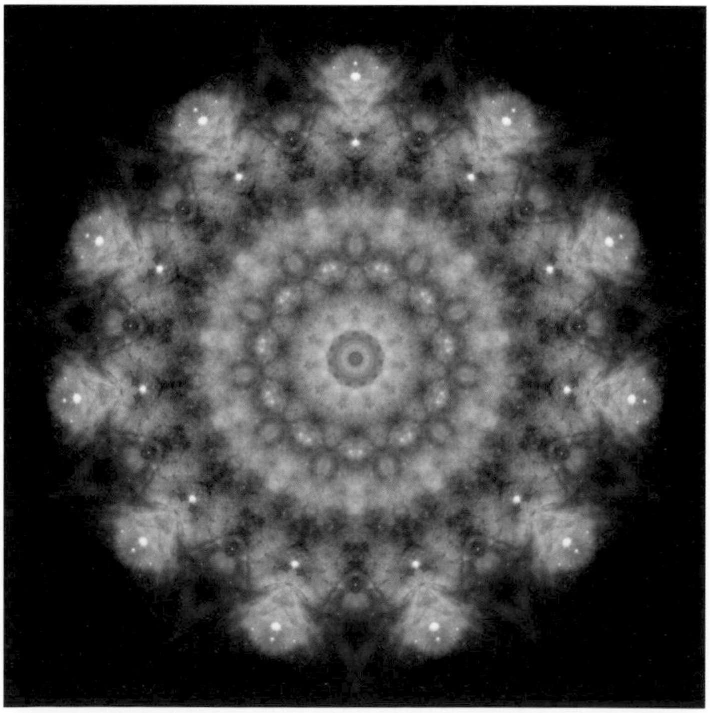

十一位妖精圍成一圈跳舞的模樣，預言著你即將有各種邂逅。帶著這張藥繪去參加派對、慶典活動、朋友聚會、聯誼等，就會遇到心儀對象或發生好運等，讓你在現場感受到幸福氣氛。透過暖心交流，也能夠加深與對方的關係。

★ 遇到理想對象
★ 與朋友度過愉快時光
★ 拓展人際關係

藥繪卡請見 P.67

藥繪 53 抓住幸運

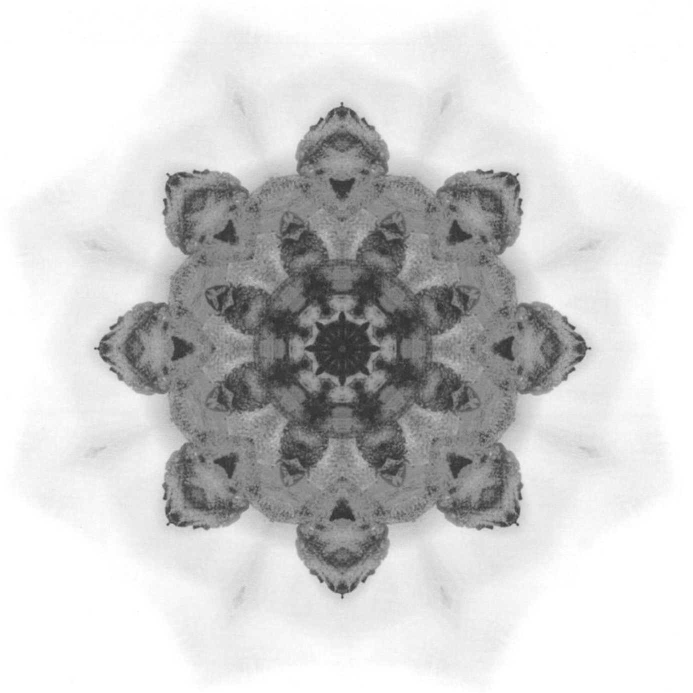

影子

這張藥繪能夠帶給你抓住幸運的強大能量。對著這張彷彿海上捕魚用漁網般的藥繪，具體明確地說出自己想要抓住的幸運吧。光是微笑看著這張藥繪，也會發生能夠替家人、朋友與自己帶來喜悅笑容的好事。

★ 自己主動招來幸運
★ 喜悅無限擴大
★ 每天過著充滿笑容的生活

藥繪卡請見 P.67

藥繪 54 保佑升學考試、證照資格考試過關

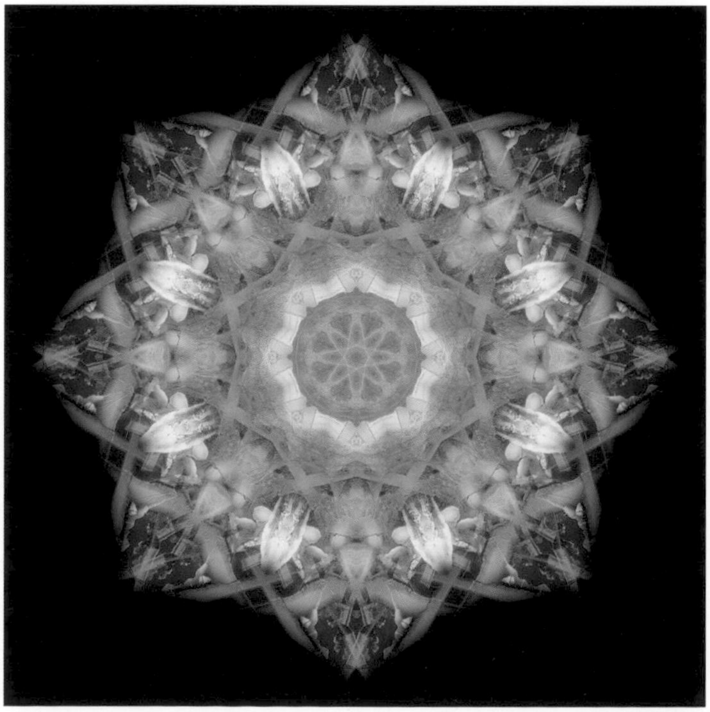

邁脈

以往學會的知識和技能，加上雙手，發揮力量邁向合格過關。安定的能量能夠使所有科目都取得好成績，重要考試時別忘了把這張藥繪放在包包裡。想要大刀闊斧推動遲遲沒有進展的工作、願望、企劃時也適用。

★ 考試時能夠發揮自身實力
★ 考試過關
★ 完成險阻重重的工作

藥繪卡請見 P.67

藥繪 55　適合想要小孩的人

星之誕生

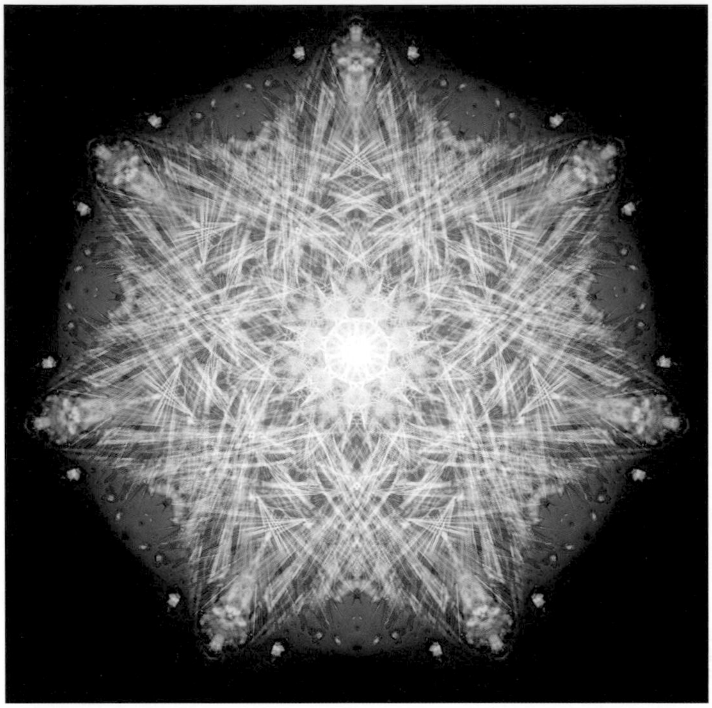

中央的光芒象徵「星星的誕生」。這張藥繪具有創造新事物的強大力量，推薦給想要懷孕的人使用。這股力量也能夠用在從零開始的創作創造、創業和交際等新起點時。也適合當作慶生的祝福。

★ 保佑懷孕
★ 產生新點子
★ 有個充滿能量的新開始

藥繪卡請見 P.69

藥繪 56　做出重大決定時

決心

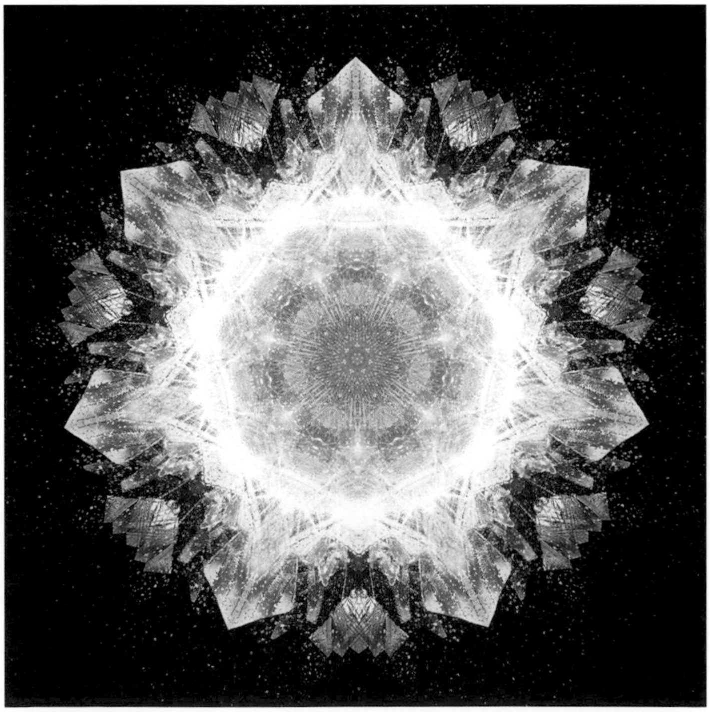

圖案像是七顆石頭朝內鞏固中央。當你想做什麼、想開始什麼、想放棄什麼時，都需要「下定決心」，而這張藥繪能夠幫助你堅定自己的決心，使你的決心更強大。把你下定決心的內容寫在這張藥繪卡的背面，放在手上，看著圖案中央，說出自己決心要做的內容吧。

★ 成就下定決心完成的事物
★ 斬斷迷惘
★ 道別想法天真又依賴的自己

藥繪卡請見 P.69

藥繪 57 想要提升專注力時

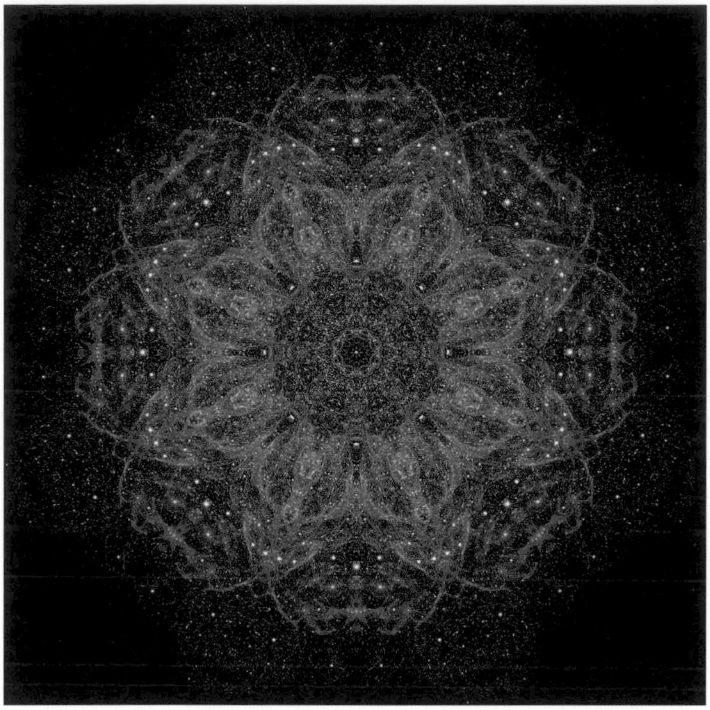

保齡球之星

紅色烈焰般的能量集結後，綻放出一朵大花。這張藥繪在你需要時，有助於提升專注力，發揮更出色的表現。面對重要考試、比賽或簡報時，事前可以把這張藥繪抵在眉間或雙眼之間，具體想像自己很專注的樣子。

★ 提升專注力
★ 必要時能夠發揮力量
★ 把熱切的想法傳遞給他人

藥繪卡請見 P.69

藥繪 58 使小孩健康長大

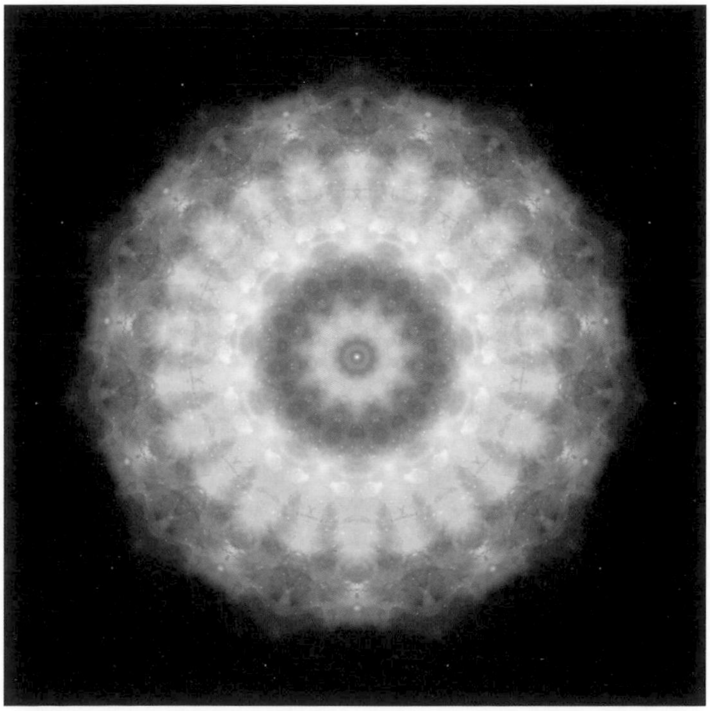

綠色總體

嫩葉般的綠色象徵著萌芽和成長，代表孩子的顏色，在愛之光的環繞下，支持孩子健康長大。可以把這張藥繪裝飾在兒童房，或是放在孩子的隨身物品中。這張藥繪也能夠有效安撫父母親因育兒而煩躁的心靈。

★ 保佑孩子健康且充滿活力
★ 產生充滿愛的安全感
★ 育兒變得輕鬆愉快

藥繪卡請見 P.69

藥繪 59　想要解決難搞的問題時

捍衛者

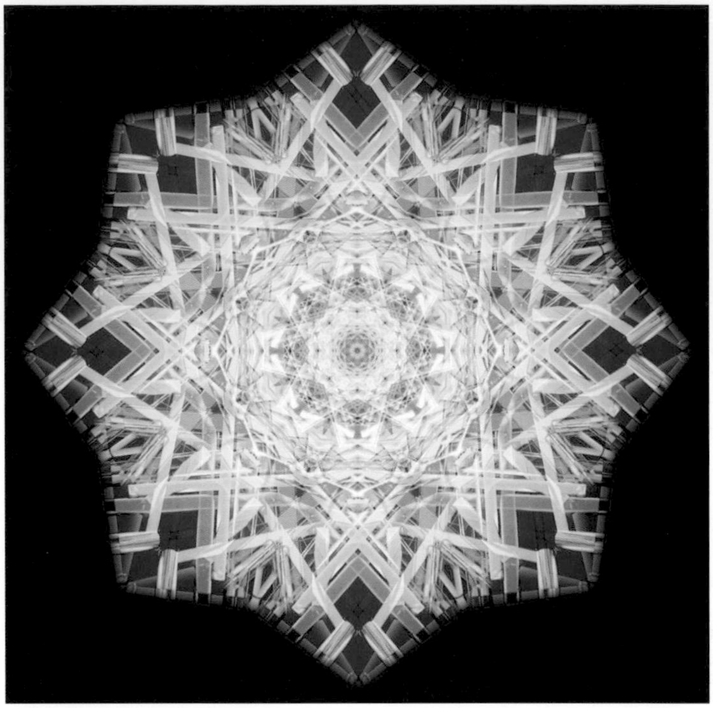

無數線條縱橫交錯而成的圖案，彷彿你困在問題中動彈不得的模樣。把想要解決的難題或人際關係等寫在圖案中央，就能夠找到解決的線索。問題不只一個時，按照優先順序寫上，最多寫七個。

★ 快速解決問題
★ 消除人際關係的糾葛
★ 避開麻煩

藥繪卡請見 P.69

藥繪 60　想贏的時候

龍擊

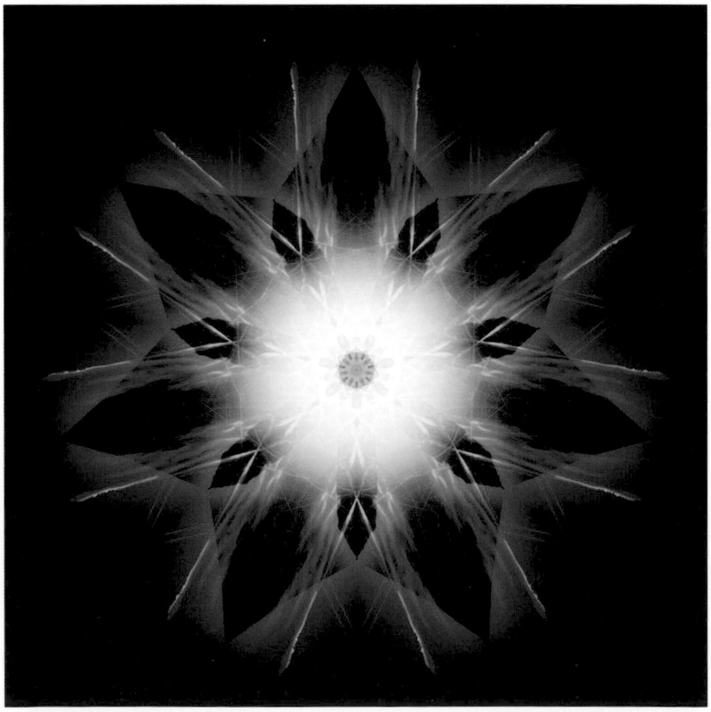

黑色與紅色代表掌管勝負運的龍，能夠湧現能量，吸引勝利靠近。中央的金色釋放炫目白光，指引你走向勝利之路。不管事業或學業，遇到絕對要贏的情況，就向這條龍許願吧。

★ 大獲全勝
★ 能夠發揮原本的實力
★ 湧現挑戰精神

藥繪卡請見 P.69

藥繪 61　保佑生意興隆

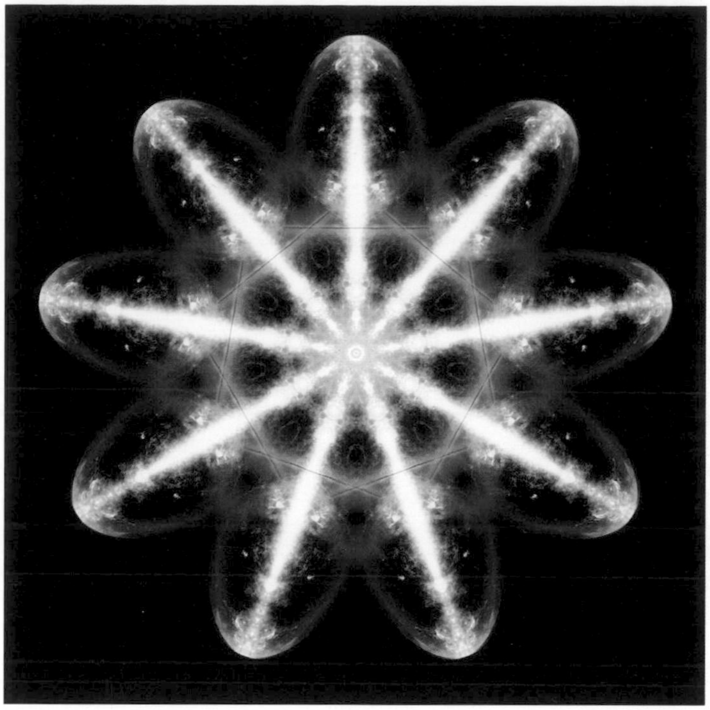

光之遠方

生意遲遲不見起色、希望店裡生意更好的人，建議使用這張藥繪。從中央朝九個方向發射光芒的圖案象徵「繁盛」、「興隆」。一邊想像光前進的方向是眾多客人或客戶的笑臉與笑聲，一邊祈求生意興隆。

★ 適合希望生意興隆的人
★ 可透過做生意實現自我
★ 能夠分享幸福

藥繪卡請見 P.69

藥繪 62　改善家庭環境

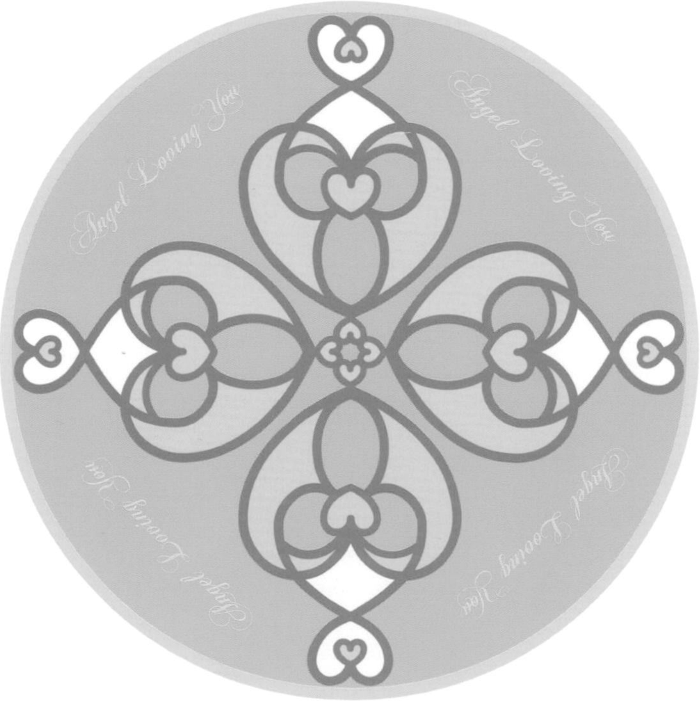

天使原力

聖人諾亞因《舊約聖經》的諾亞方舟而眾所周知。這張藥繪能夠給予你諾亞的力量。粉紅色的作用是維持良好的人際關係，使戀愛運、家庭環境好轉。寫在四個角落的文字分別是「謝謝你」、「對不起」、「原諒我」、「我愛你」。

★ 讓家裡充滿愛
★ 改善人際關係
★ 提升皮膚的保護功能

藥繪卡請見 P.69

藥繪 63　可當作除魔的護身符

超劍

這張藥繪是即使遭遇討厭、痛苦、悲傷、嚴重的事，也能夠滴水不漏地保護持有者的「護身符」。把不安的問題、煩惱的人際關係、掛念的工作內容等寫在中央，圖案向上擺在右手上，講兩次「沒問題！沒問題！」試試。

★ 保護你遠離壞事
★ 穩定不安的情緒
★ 隔絕討厭的人

藥繪卡請見 P.71

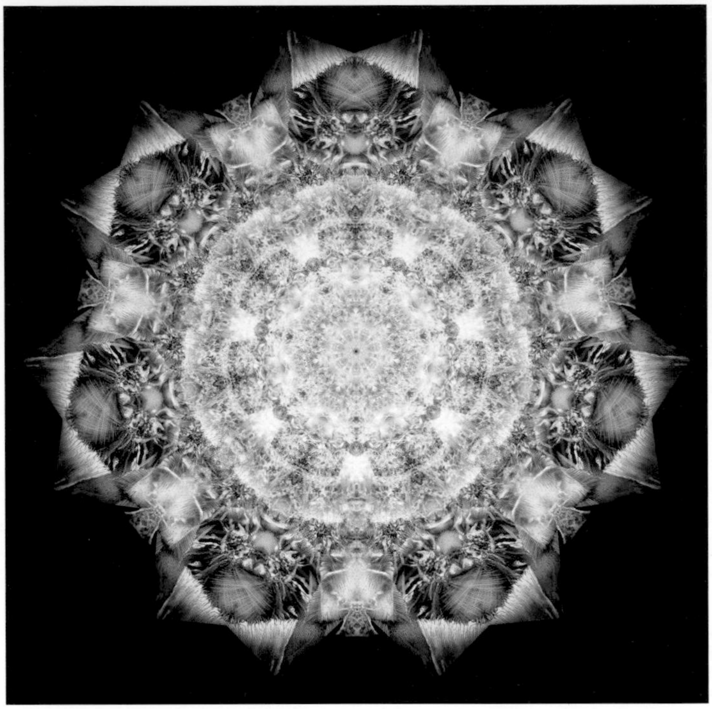

藥繪 64　使人際關係好轉

壓力生命之花

幫助你擺脫「必須〇〇」、「不可以〇〇」等束縛自己的想法。另外也能夠幫助你緩和因工作或人際關係而綁手綁腳的心理壓力。放在枕頭底下或枕頭裡、睡衣或衣服的口袋中即可。

★ 解除劃地自限的想法
★ 減輕壓力
★ 使人際關係好轉

藥繪卡請見 P.71

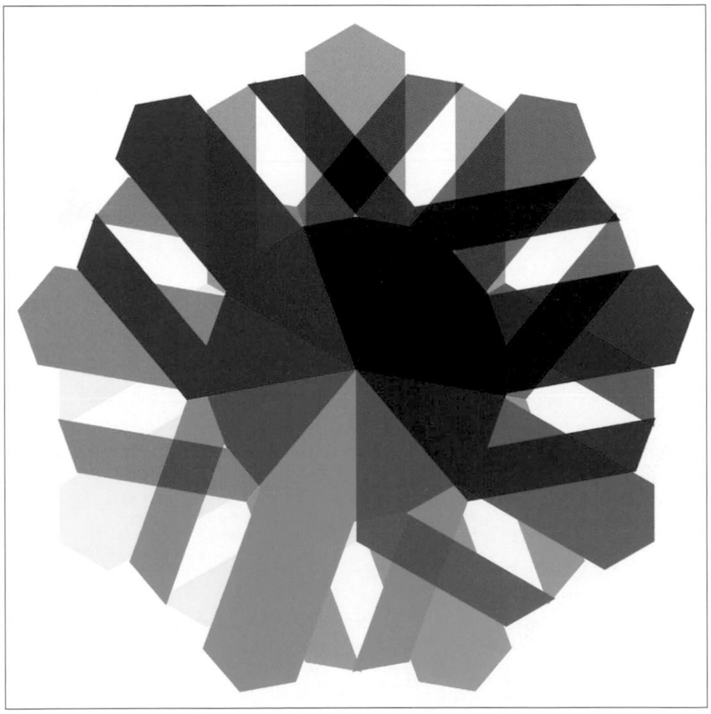

藥繪 65　獲得各種力量

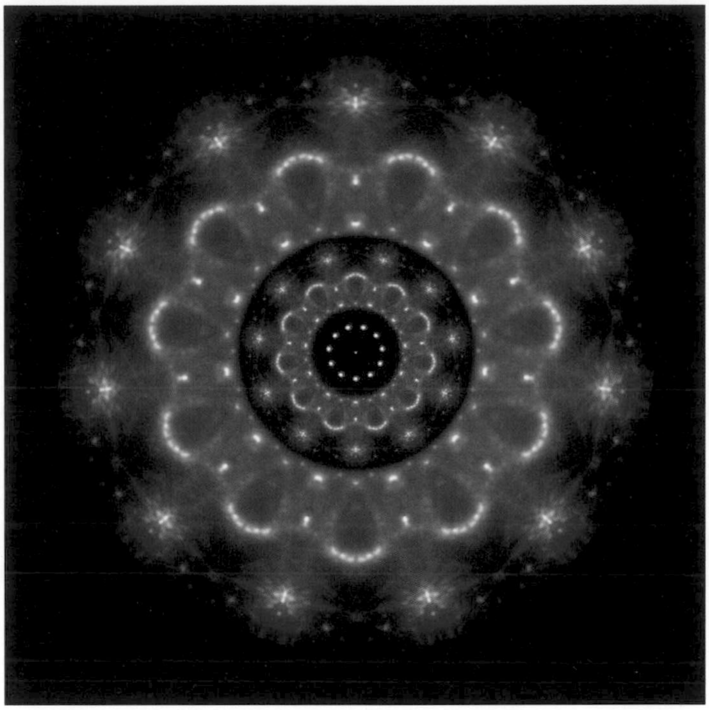

太空奇幻

缺乏幹勁時、累積疲勞時，可有效補充力量。藥繪的圖案會釋放來自自然界與宇宙整體的雙重力量，彷彿慶祝合格與幸福的粉紅色櫻花。粉紅色是吸引好運的顏色，諸事不順時帶在身上，就能夠發揮開運效果。

★ 湧現幹勁
★ 想要充電時
★ 吸引好運氣

藥繪卡請見 P.71

藥繪 66　提升中獎運

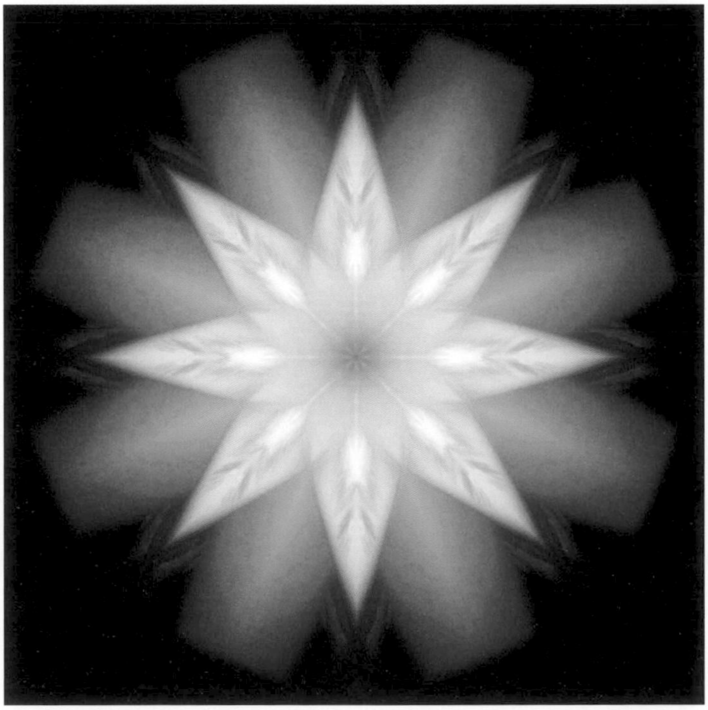

噴泉

圖案就像噴上空中的「噴泉」，表現出由衷湧現的喜悅。就像心底的願望實現，爆發出無與倫比的喜悅。淺藍色與白色的搭配，也像是中獎的彩券在藍天飛舞，可提升中獎運。在藥繪上寫下自己的獎券編號，跟獎券擺在一起吧。

★ 提升中獎運
★ 實現願望
★ 湧現喜悅心情

藥繪卡請見 P.71

剪下來就能用！

藥繪卡的使用方式

只要看一看、摸一摸書上的藥繪，就能夠發揮效用，不過如果可能的話，還是建議隨身攜帶。請各位拿剪刀或美工刀等把附錄的「藥繪卡」裁切下來，配合適合自己的方式使用。

Step 1

選擇適合自己的藥繪

配合不適症狀或願望挑選藥繪

利用目錄（P.4）或索引（P.78），選擇與自己的不適症狀或願望相符的藥繪。本書的藥繪是根據不適症狀與效果排列，但不是每張藥繪都只有單一功效，請找出適合自己狀況的藥繪。

相信直覺，選擇有感覺的那張藥繪

快速翻過書頁，找出吸引你的那一張藥繪。眼睛看到的瞬間覺得很美、很可愛、很療癒、很平靜、還想要再看到它，就相信自己的直覺吧。

配合當天的心情選擇藥繪

昨天覺得很有感的藥繪，到了第二天或許就沒有那麼喜歡了。喜歡的藥繪每天都不同，只要看了之後覺得心情愉快，就是最適合今天的你的藥繪。

Step 2

選擇適合自己的使用方式

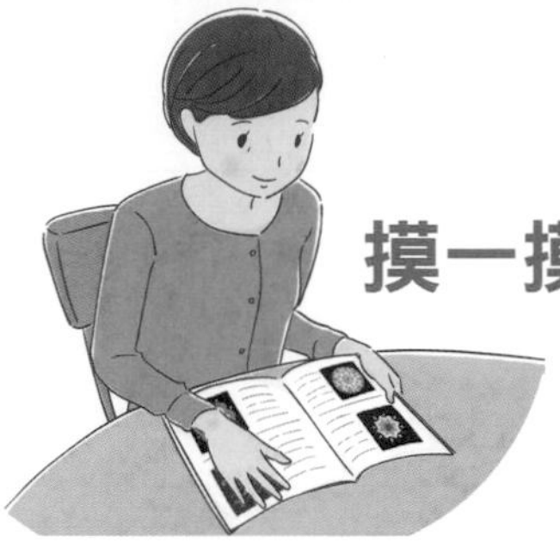

摸一摸

把手舉到書上，輕輕觸摸。手在圖案上移動，找尋覺得溫熱的位置。

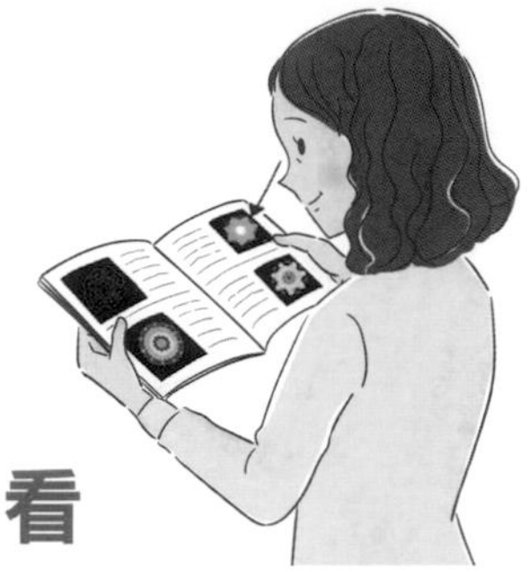

看一看

盡量別眨眼睛，注視藥繪數到99。採取自己覺得最輕鬆的姿勢即可。

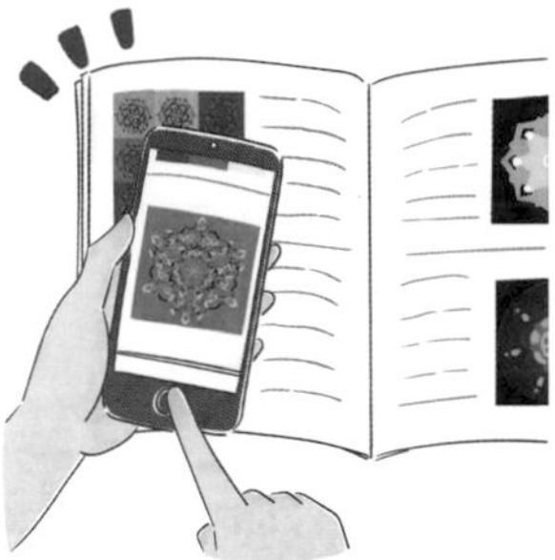

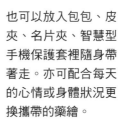

當作手機桌面

也推薦用手機的拍照功能拍下藥繪，設定成鎖定畫面或主畫面的圖片。

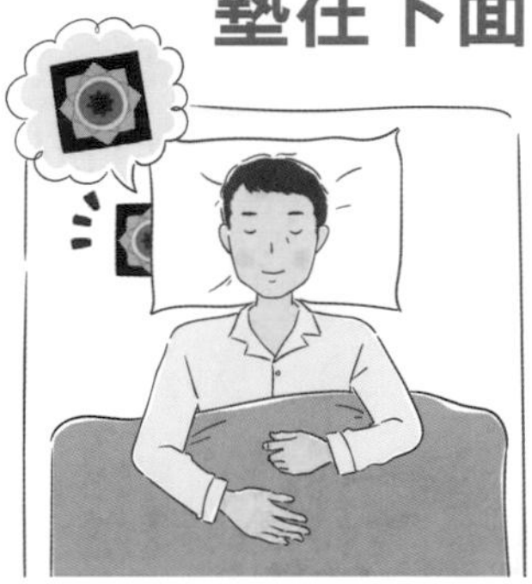

墊在下面

放在枕頭或床墊底下也同樣有效。放置時，請把圖案朝向自己。

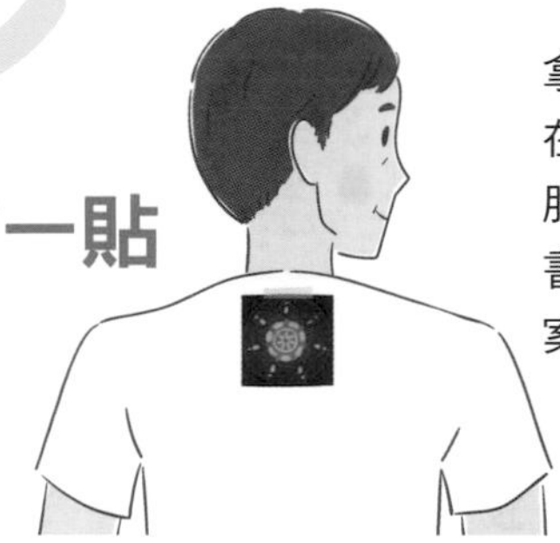

貼一貼

拿醫用膠帶等把藥繪貼在不適的部位。貼在衣服表面也沒問題。只要書中沒有特別註明，圖案都一定要朝外。

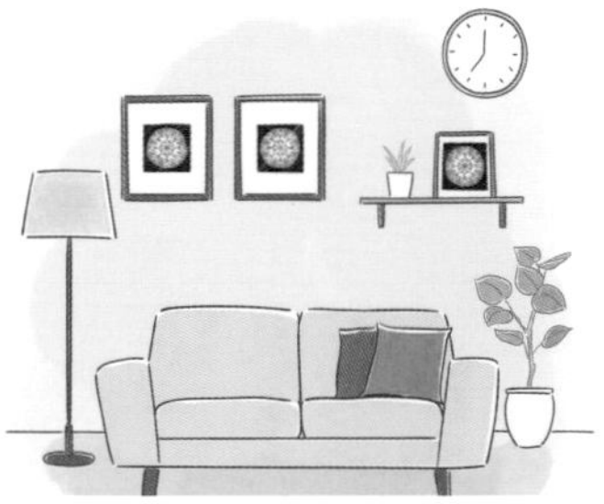

當作裝飾

把藥繪裱框或放在相框裡，裝飾在玄關、客廳、臥室均可。藥繪的尺寸大小不會影響到效果。

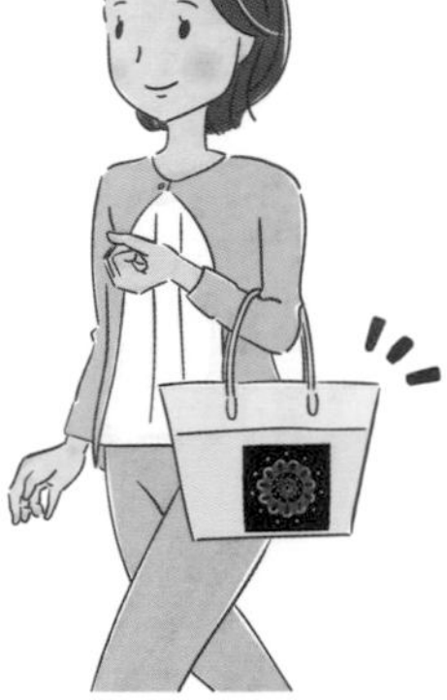

隨身攜帶

也可以放入包包、皮夾、名片夾、智慧型手機保護套裡隨身帶著走。亦可配合每天的心情或身體狀況更換攜帶的藥繪。

Step 3

寫下想要實現的願望

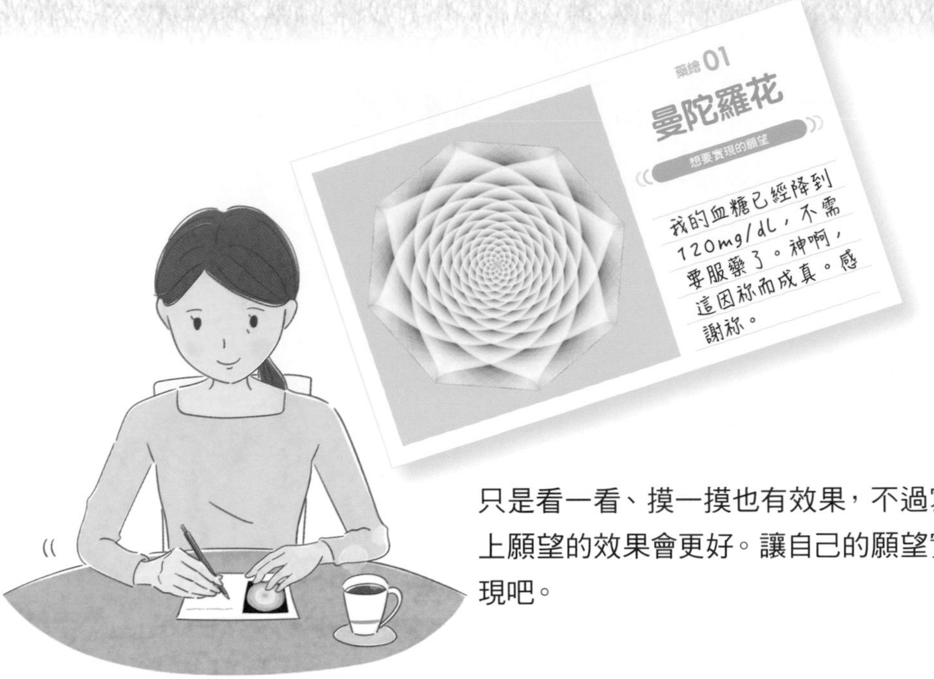
藥繪 01
曼陀羅花
想要實現的願望
我的血糖已經降到
120mg/dL，不需
要服藥了。神啊，
這因祢而成真。感
謝祢。

只是看一看、摸一摸也有效果，不過寫上願望的效果會更好。讓自己的願望實現吧。

願望的寫法

規則 1 動詞要用過去式

寫願望時全部使用過去式，當作已經實現，願望會更容易成真。

例 「我的血糖下降了」
「我的彩券中獎了」
「我考上〇〇高中了」

規則 2 內容要具體

願望不可以很模糊，必須盡量寫出具體細節。也要避免使用否定詞彙。

例 「我的血糖下降到〇〇mg/dL了」
「我對中第〇期樂透彩的頭獎了」
「我在〇月〇日考上〇〇高中了」

規則 3 加上心情與感想

也一併寫下願望實現時的心情。提到人名（包括自己與家人）或臟器時，請加「敬稱」。

例 「我的血糖下降，得到〇〇醫生的稱讚」
「〇〇先生的腎臟先生變健康了，大家都很高興」

規則 4 別忘了最後的結語

寫下願望的最後，請加上「神啊，這因祢而成真」。在心中默念這句話也可以。

例 「神啊，這因祢而成真。感謝祢。」

藥繪 01

翠玉錄

想要實現的願望

藥繪 02

數字矩陣

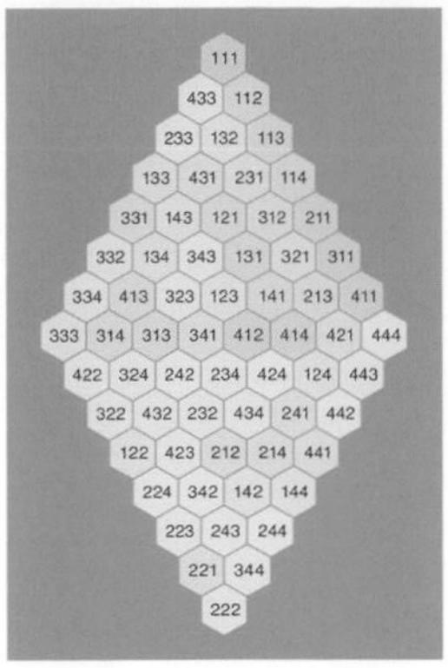

想要實現的願望

藥繪 03

腦智星

想要實現的願望

藥繪 04

眼

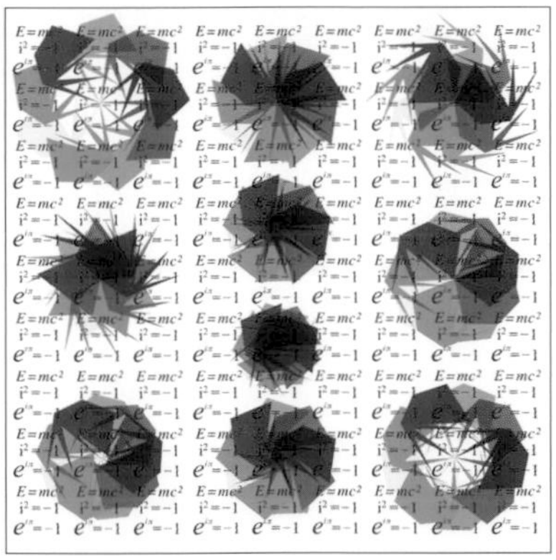

想要實現的願望

藥繪 05

水神

想要實現的願望

藥繪 06

星艦II

想要實現的願望

藥繪 07

文昌星

想要實現的願望

藥繪 08

能量流入

想要實現的願望

消除不適的藥繪卡

藥繪 01～08

※電子書的特別附錄藥繪卡無法剪下使用。請以智慧型手機等拍下藥繪卡使用。

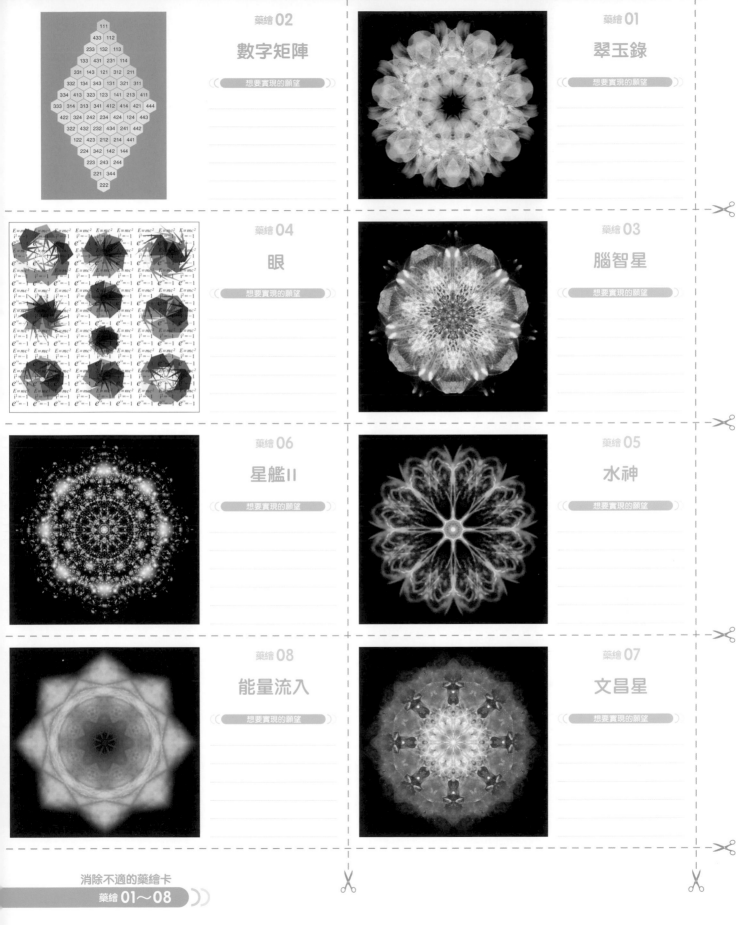

※電子書的特別附錄藥繪卡無法剪下使用。本頁是藥繪卡的背面。請參考第73頁的藥繪專欄。

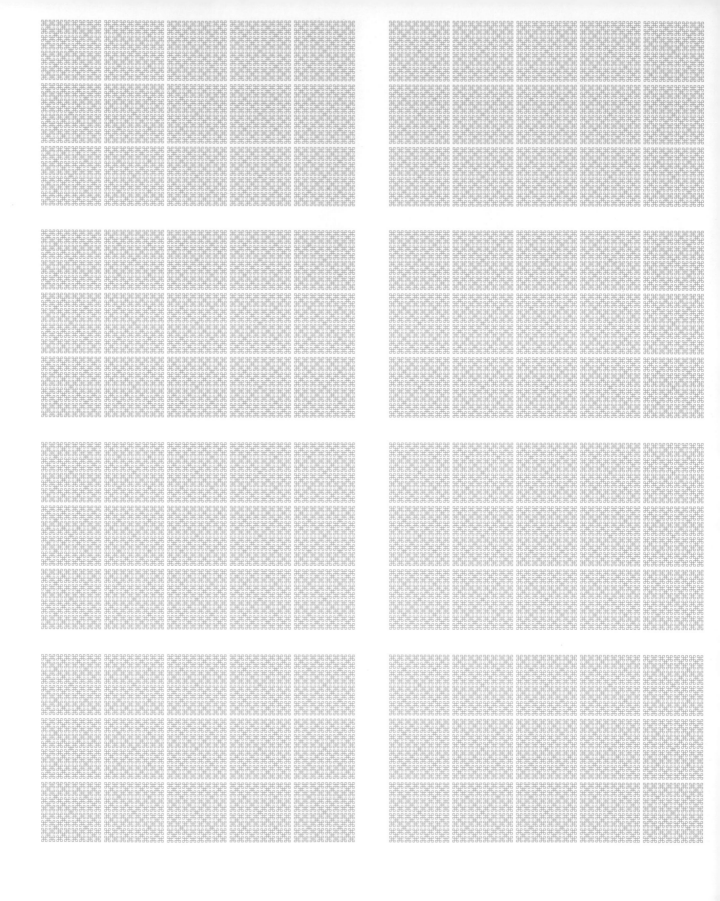

藥繪 10

野餐

想要實現的願望

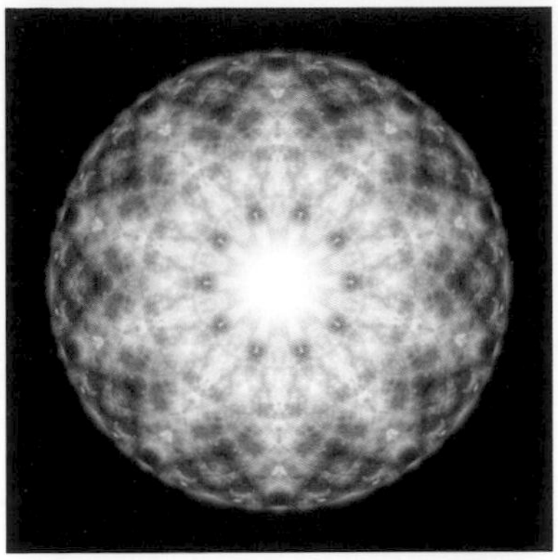

藥繪 09

沙羅曼蛇

想要實現的願望

藥繪 12

深度治療

想要實現的願望

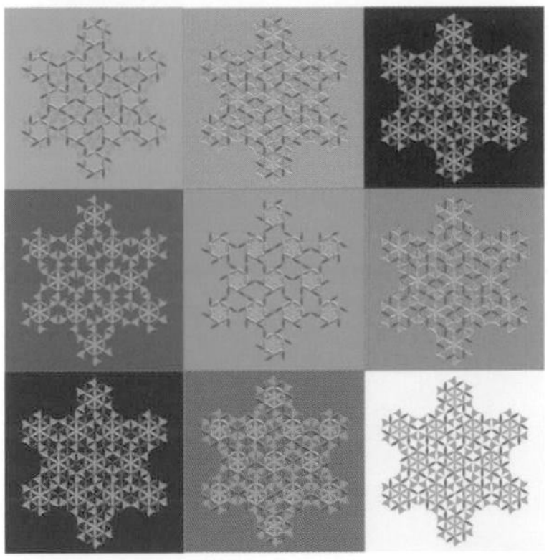

藥繪 11

肺癌

想要實現的願望

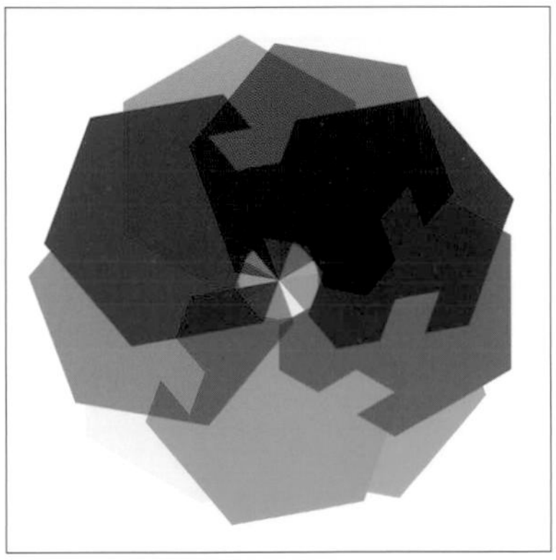

藥繪 14

消化生命之花

想要實現的願望

藥繪 13

治胃壁

想要實現的願望

藥繪 16

星緞帶

想要實現的願望

藥繪 15

綠視界

想要實現的願望

消除不適的藥繪卡

藥繪 09～16

※電子書的特別附錄藥繪卡無法剪下使用。請以智慧型手機等拍下藥繪卡使用。

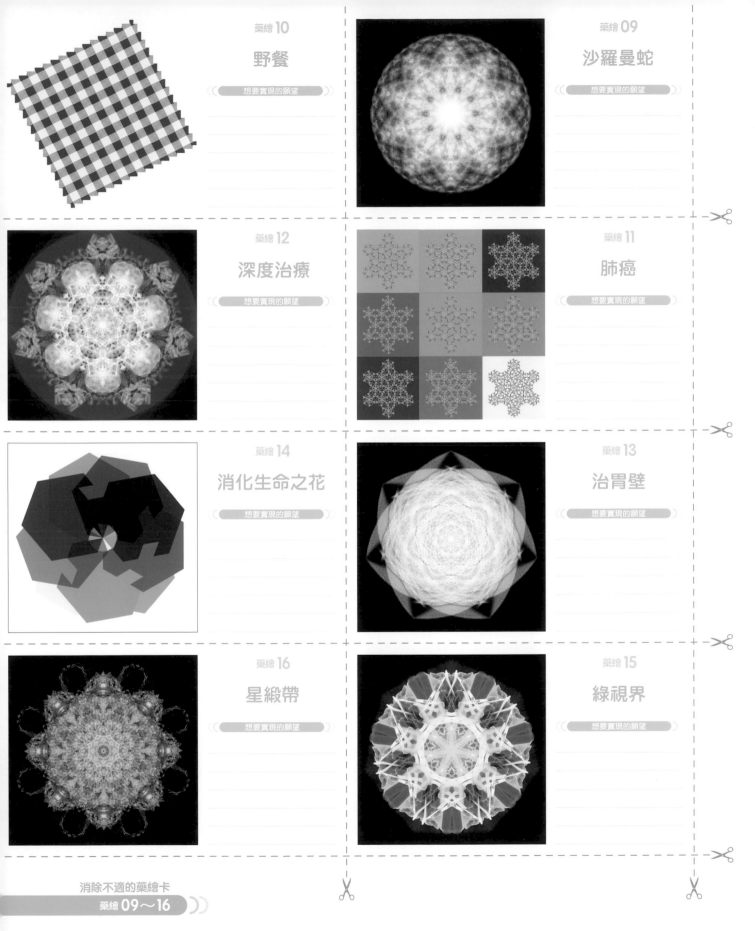

※電子書的特別附錄藥繪卡無法剪下使用。本頁是藥繪卡的背面。請參考第73頁的藥繪專欄。

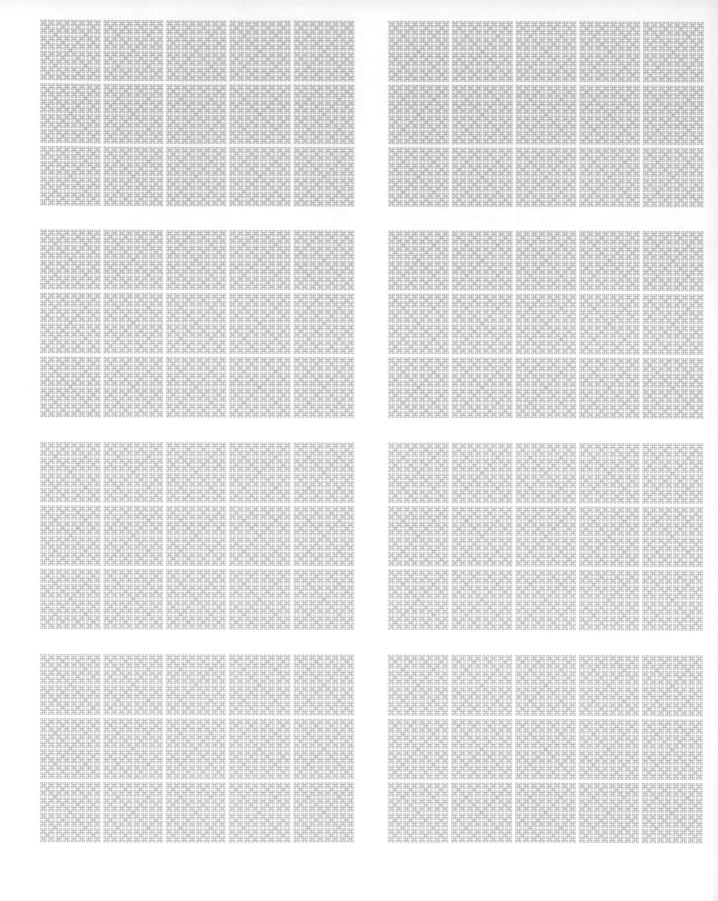

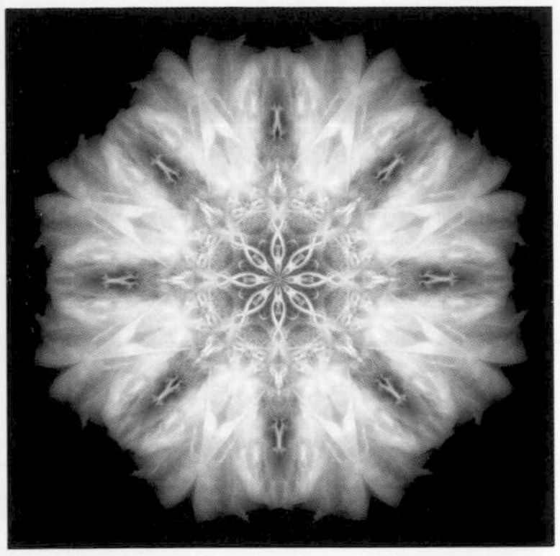

藥繪 18

天使的迴轉木馬

想要實現的願望

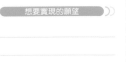

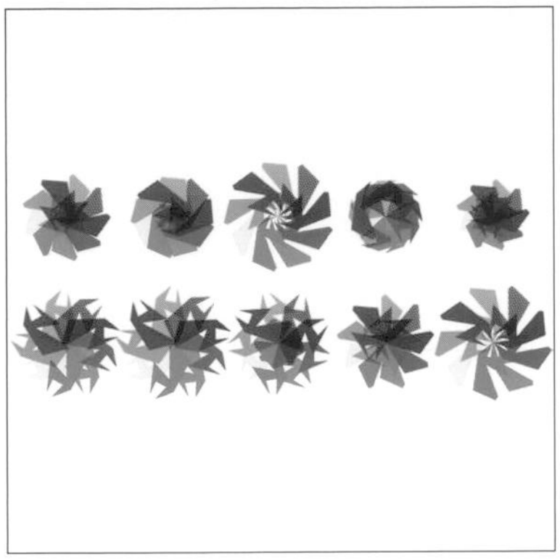

藥繪 17

肝臟治療

想要實現的願望

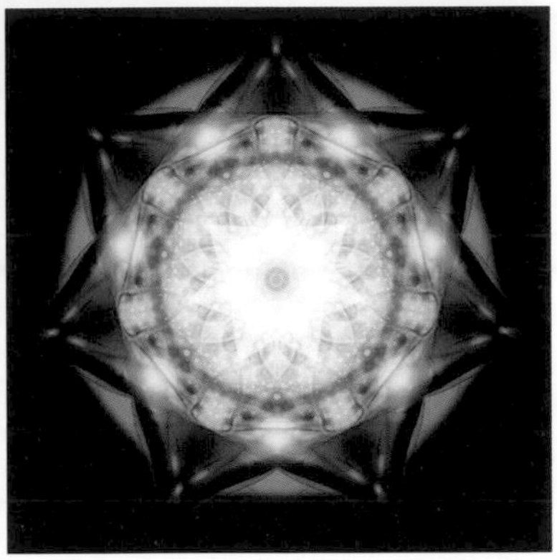

藥繪 20

酒神巴克斯

想要實現的願望

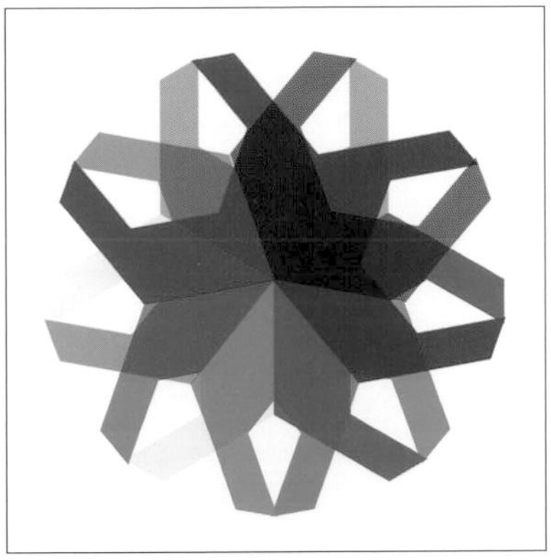

藥繪 19

泌尿系統＆生殖系統生命之花

想要實現的願望

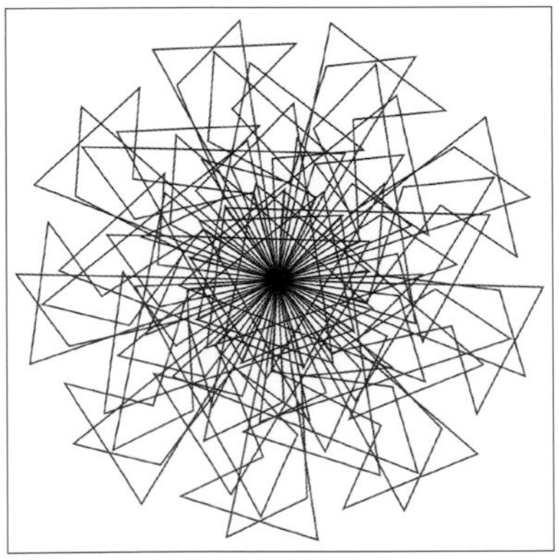

藥繪 22

能量平衡

想要實現的願望

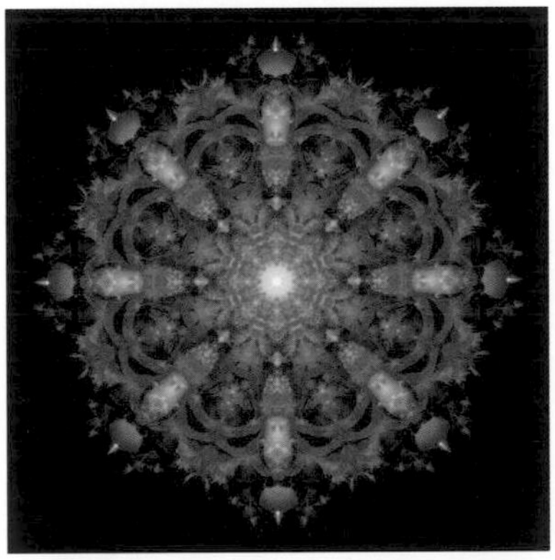

藥繪 21

噴火燈

想要實現的願望

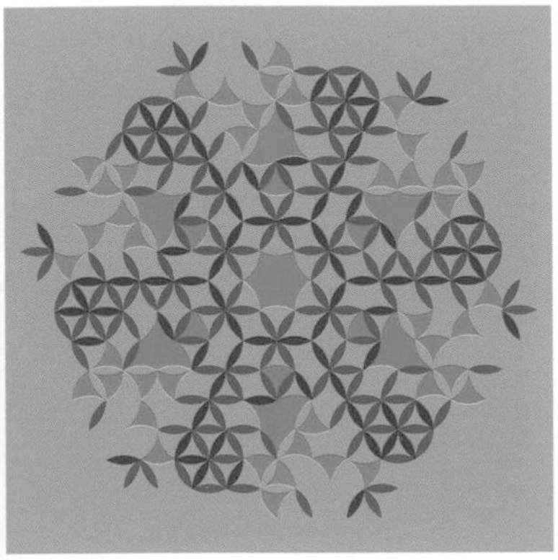

藥繪 24

A1c

想要實現的願望

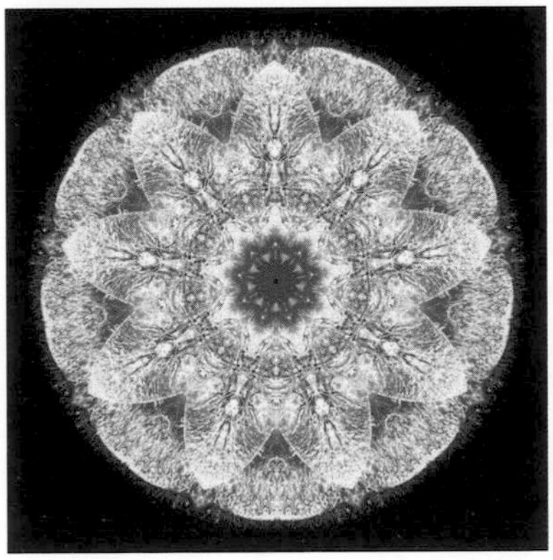

藥繪 23

基礎建設

想要實現的願望

消除不適的藥繪卡

藥繪 17～24

※電子書的特別附錄藥繪卡無法剪下使用。請以智慧型手機等拍下藥繪卡使用。

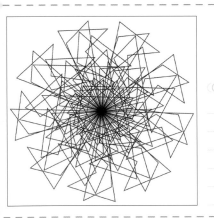

※電子書的特別附錄藥繪卡無法剪下使用。本頁是藥繪卡的背面。請參考第73頁的藥繪專欄。

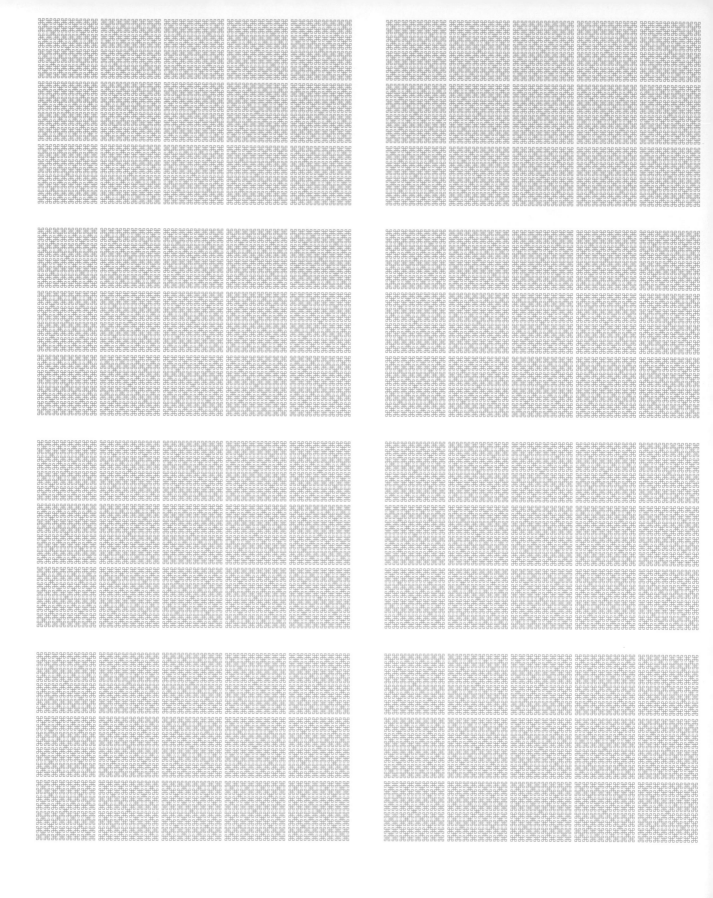

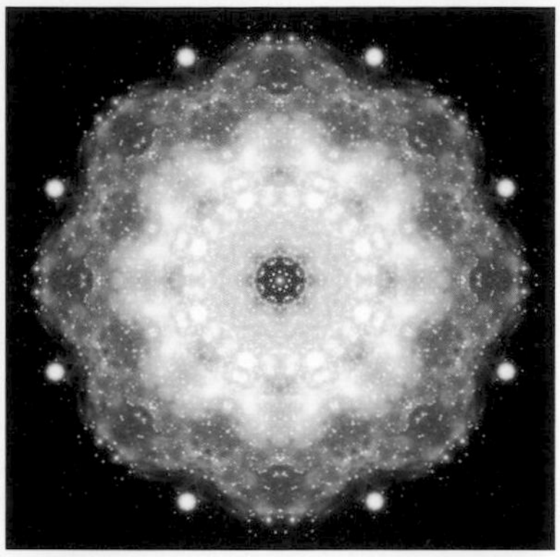

藥繪 26

星網

想要實現的願望

藥繪 25

超級紅

想要實現的願望

藥繪 28

無重力

想要實現的願望

藥繪 27

八星

想要實現的願望

藥繪 30

野牛

想要實現的願望

藥繪 29

美好肌

想要實現的願望

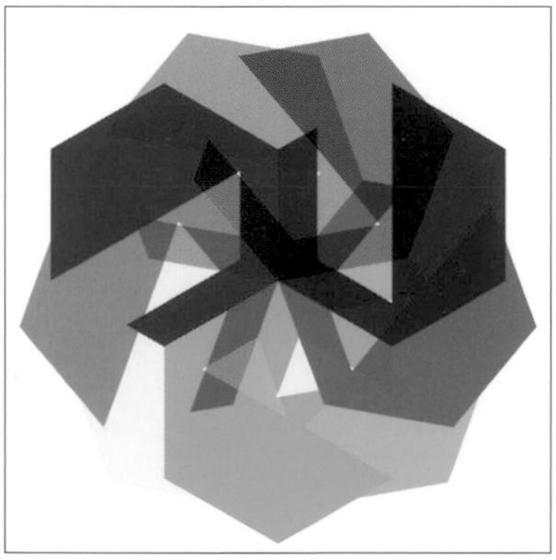

藥繪 32

腰腿生命之花

想要實現的願望

藥繪 31

突發高燒

想要實現的願望

※電子書的特別附錄藥繪卡無法剪下使用。請以智慧型手機等拍下藥繪卡使用。

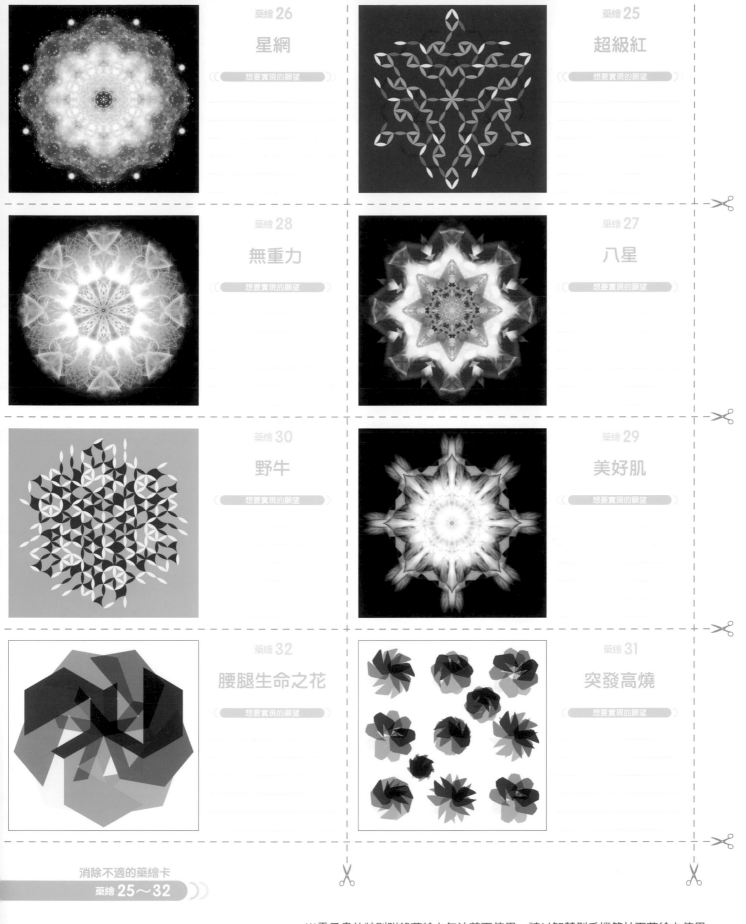

※電子書的特別附錄藥繪卡無法剪下使用。本頁是藥繪卡的背面。請參考第73頁的藥繪專欄。

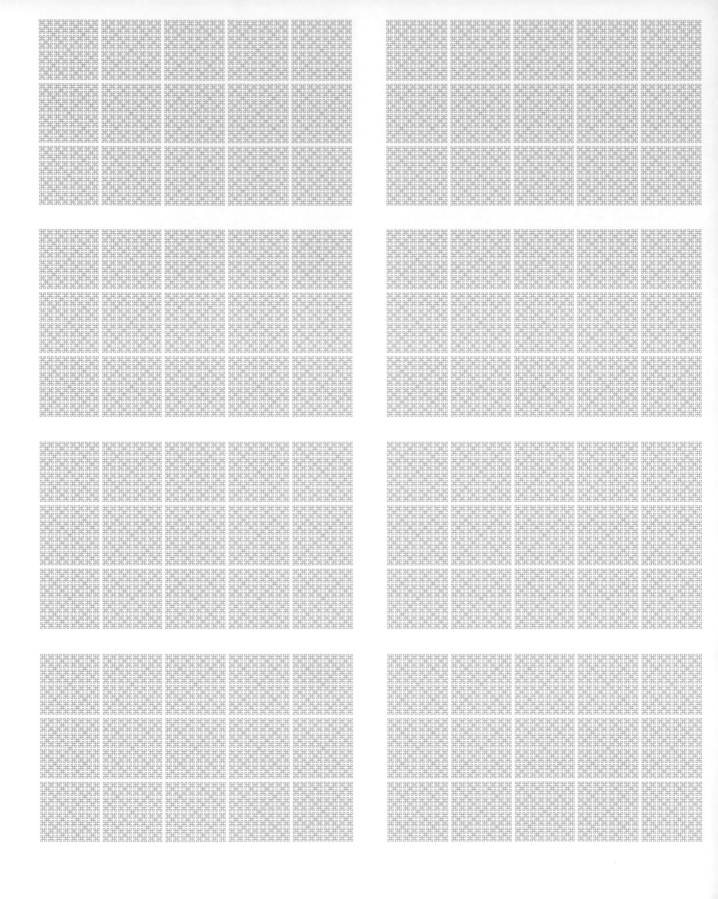

藥繪 34

姿勢改善

想要實現的願望

藥繪 33

阿麗斯

想要實現的願望

藥繪 36

聖輪

想要實現的願望

藥繪 35

瘦后

想要實現的願望

藥繪 38

紅十字

想要實現的願望

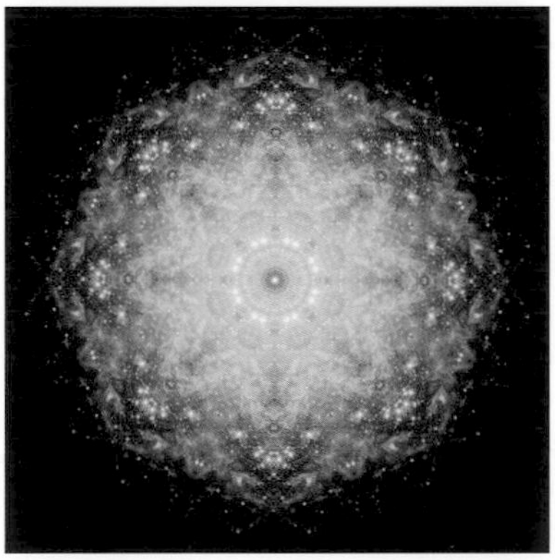

藥繪 37

跨次元

想要實現的願望

藥繪 40

橘眾

想要實現的願望

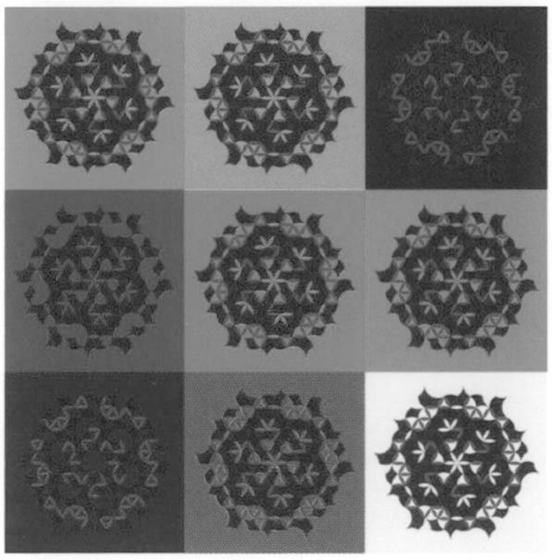

藥繪 39

生理痛-2 魔方陣

想要實現的願望

※電子書的特別附錄藥繪卡無法剪下使用。請以智慧型手機等拍下藥繪卡使用。

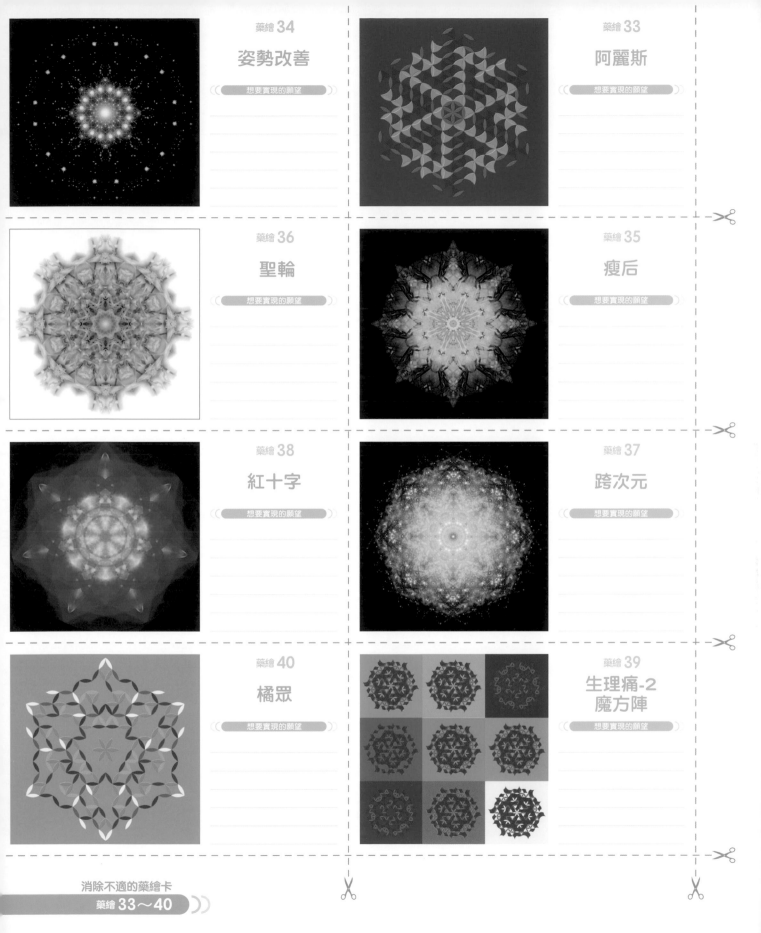

※電子書的特別附錄藥繪卡無法剪下使用。本頁是藥繪卡的背面。請參考第73頁的藥繪專欄。

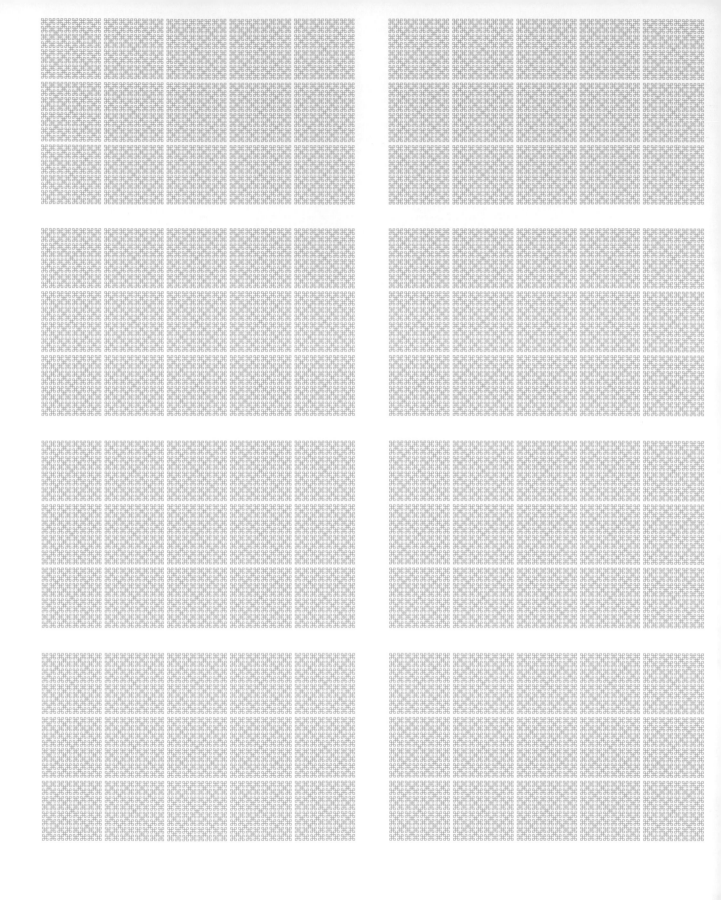

藥繪 42

愛你

想要實現的願望

藥繪 41

宇宙宮

想要實現的願望

藥繪 44

格蘭迪

想要實現的願望

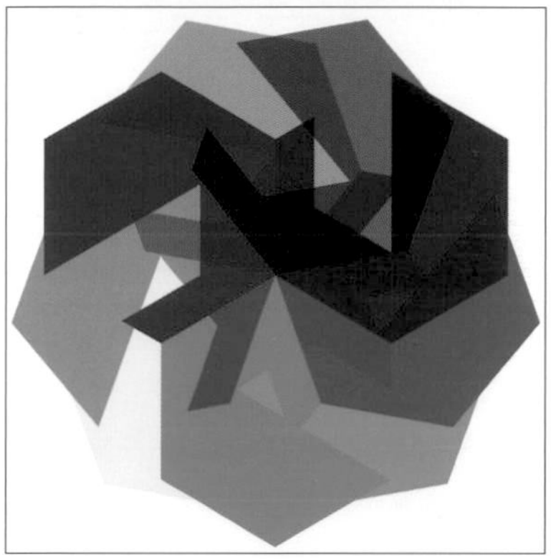

藥繪 43

自律神經
生命之花

想要實現的願望

藥繪 46

涅槃

想要實現的願望

藥繪 45

心門守衛

想要實現的願望

Bonus

藥繪 30

野牛

想要實現的願望

藥繪 00

曼陀羅花

想要實現的願望

消除不適的藥繪卡

藥繪 41～46、00、Bonus

Bonus **關於Bonus**

特別加贈一張精選人氣藥繪卡。

※電子書的特別附錄藥繪卡無法剪下使用。請以智慧型手機等拍下藥繪卡使用。

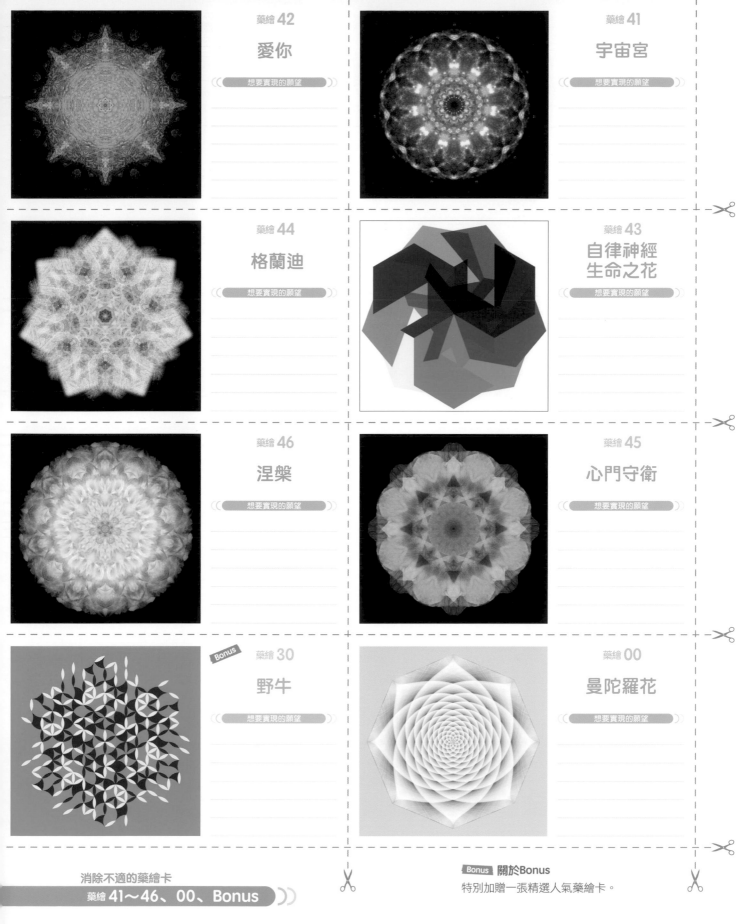

※電子書的特別附錄藥繪卡無法剪下使用。本頁是藥繪卡的背面。請參考第73頁的藥繪專欄。

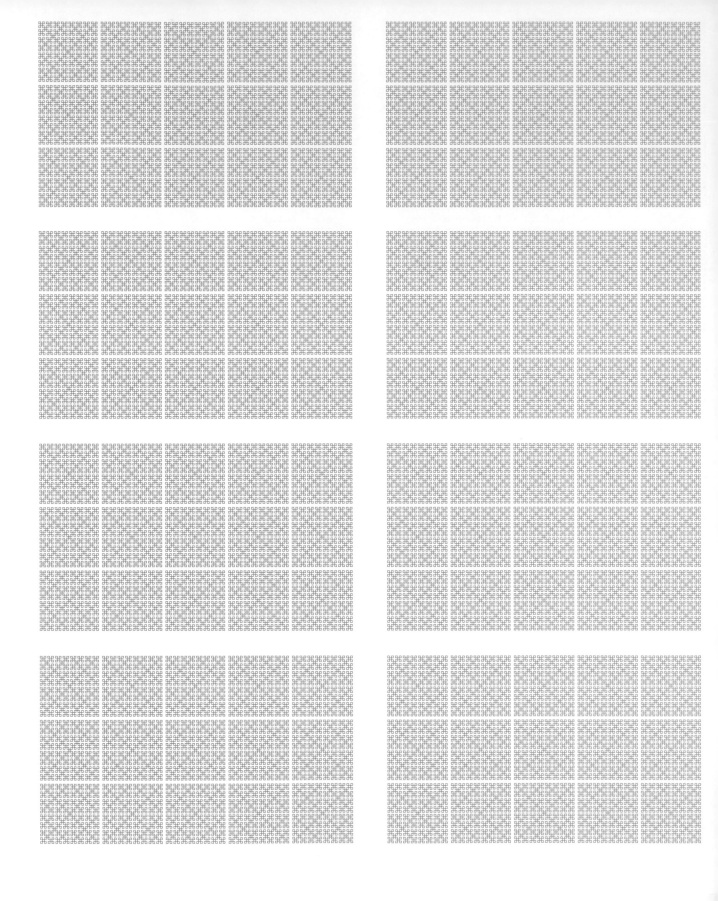

藥繪 48

發光

想要實現的願望

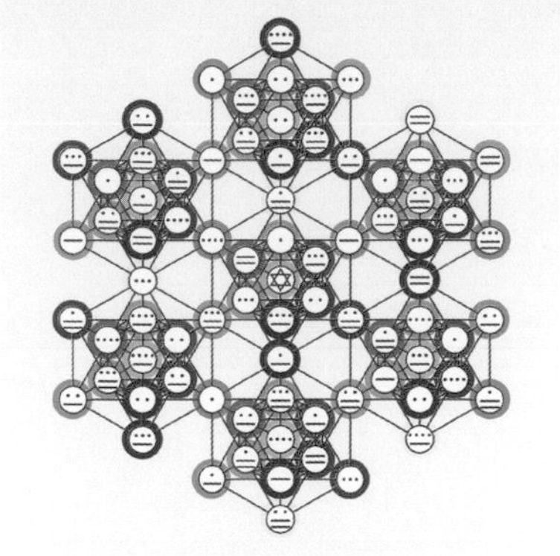

藥繪 47

卓爾金曆I

想要實現的願望

藥繪 50

桃花開

想要實現的願望

藥繪 49

櫻桃

想要實現的願望

藥繪 52

芬蘭迪亞

想要實現的願望

藥繪 51

星叉

想要實現的願望

藥繪 54

邁脈

想要實現的願望

藥繪 53

影子

想要實現的願望

※電子書的特別附錄藥繪卡無法剪下使用。請以智慧型手機等拍下藥繪卡使用。

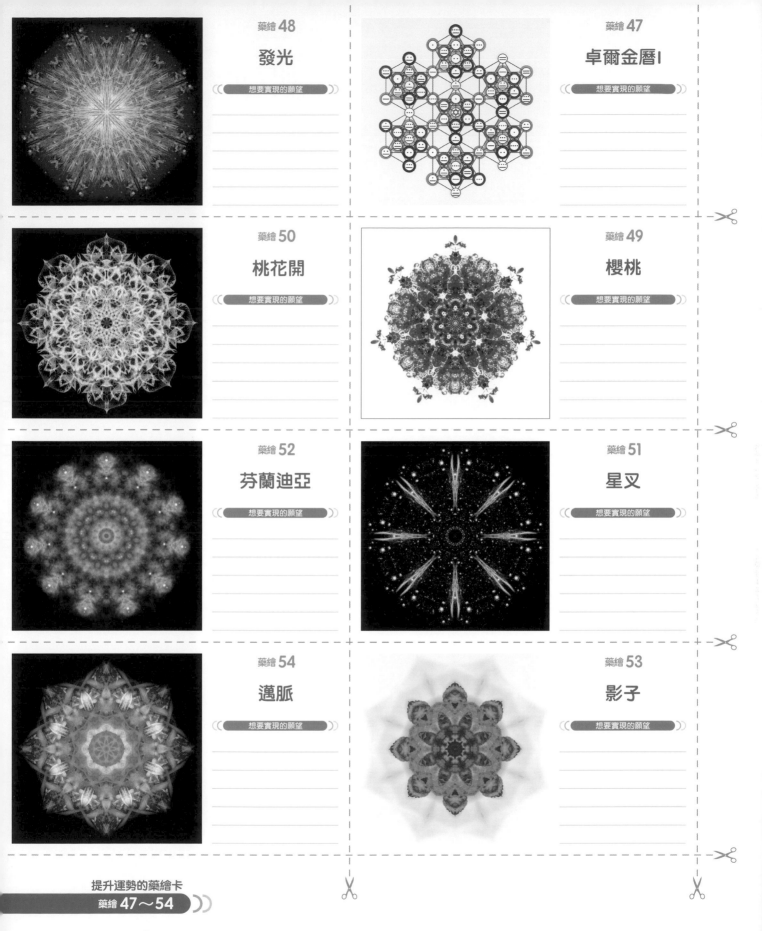

※電子書的特別附錄藥繪卡無法剪下使用。本頁是藥繪卡的背面。請參考第73頁的藥繪專欄。

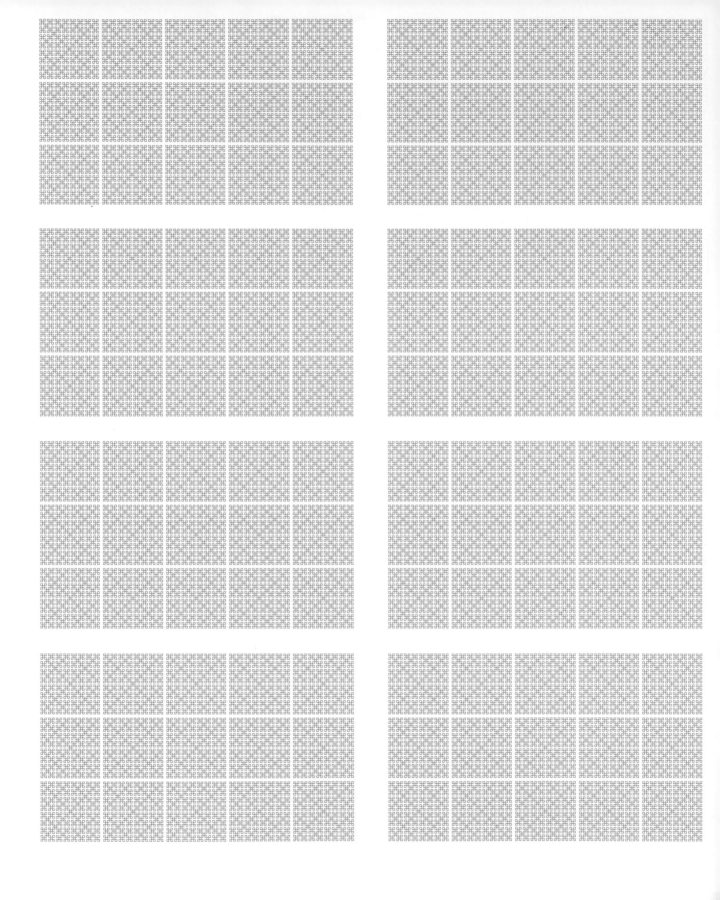

藥繪 56

決心

想要實現的願望

藥繪 55

星之誕生

想要實現的願望

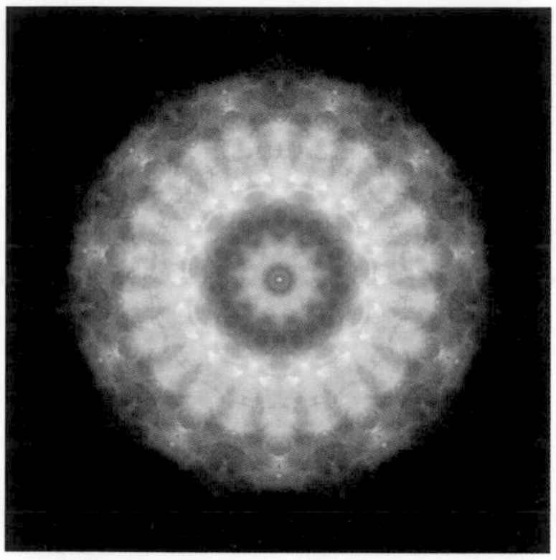

藥繪 58

綠色總體

想要實現的願望

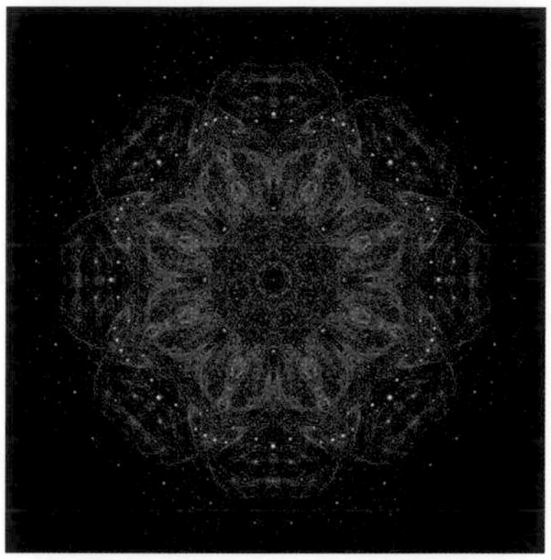

藥繪 57

保齡球之星

想要實現的願望

藥繪 60

龍擊

想要實現的願望

藥繪 59

捍衛者

想要實現的願望

藥繪 62

天使原力

想要實現的願望

藥繪 61

光之遠方

想要實現的願望

提升運勢的藥繪卡

藥繪 55～62

※電子書的特別附錄藥繪卡無法剪下使用。請以智慧型手機等拍下藥繪卡使用。

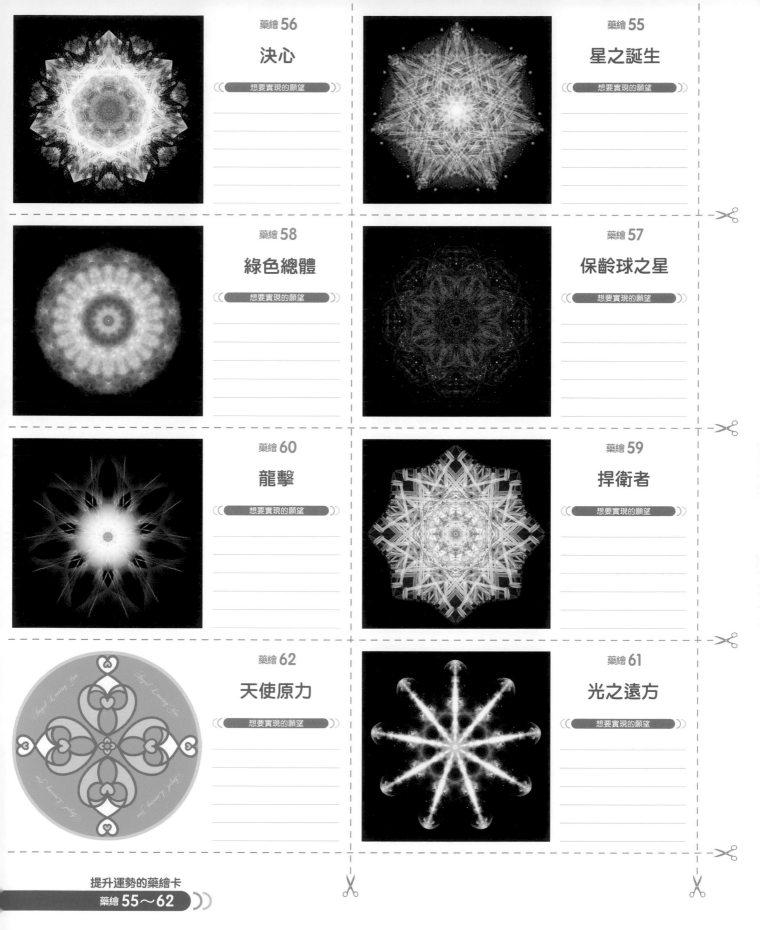

※電子書的特別附錄藥繪卡無法剪下使用。本頁是藥繪卡的背面。請參考第73頁的藥繪專欄。

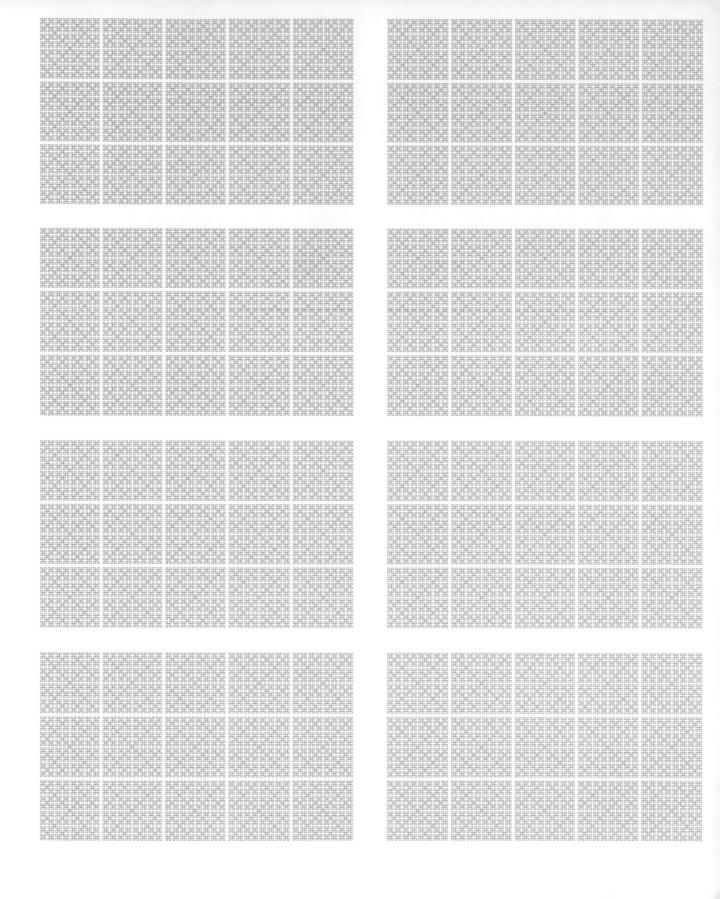

藥繪 64

壓力生命之花

想要實現的願望

藥繪 63

超劍

想要實現的願望

藥繪 66

噴泉

想要實現的願望

藥繪 65

太空奇幻

想要實現的願望

Bonus 藥繪 51

星族

想要實現的願望

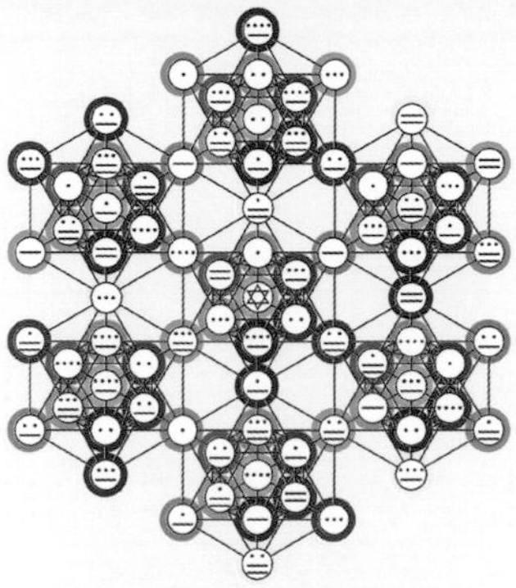

Bonus 藥繪 47

卓爾金曆I

想要實現的願望

Bonus 藥繪 66

噴泉

想要實現的願望

Bonus 藥繪 62

天使原力

想要實現的願望

提升運勢的藥繪卡

藥繪 63～66、Bonus

Bonus 關於Bonus

特別加贈四張精選人氣藥繪卡。

※電子書的特別附錄藥繪卡無法剪下使用。請以智慧型手機等拍下藥繪卡使用。

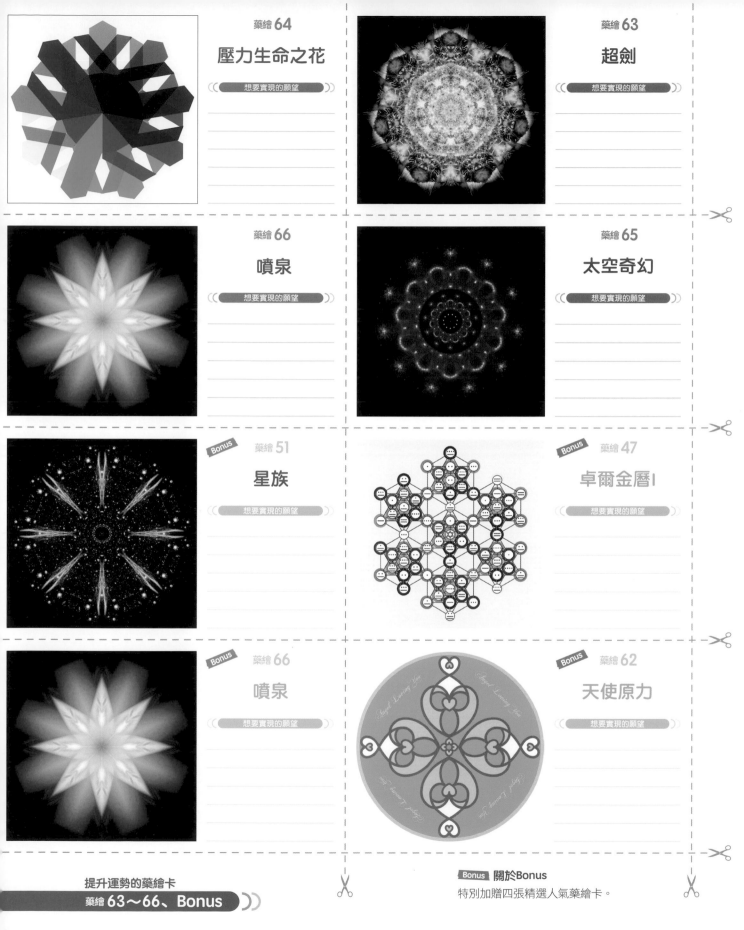

※電子書的特別附錄藥繪卡無法剪下使用。本頁是藥繪卡的背面。請參考第73頁的藥繪專欄。

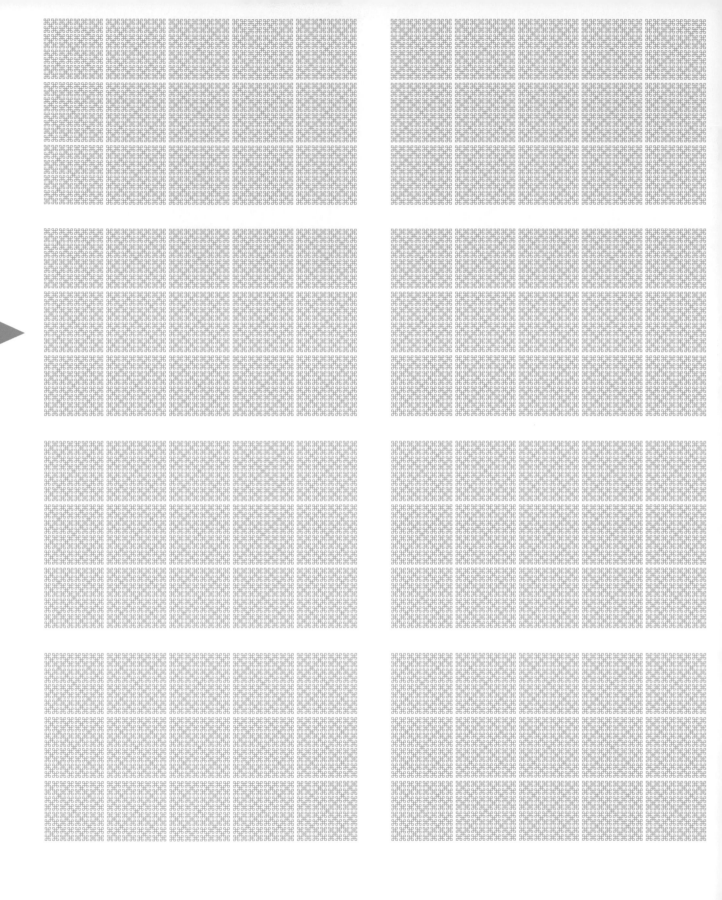

藥繪專欄

增強藥繪力量

達文西方塊

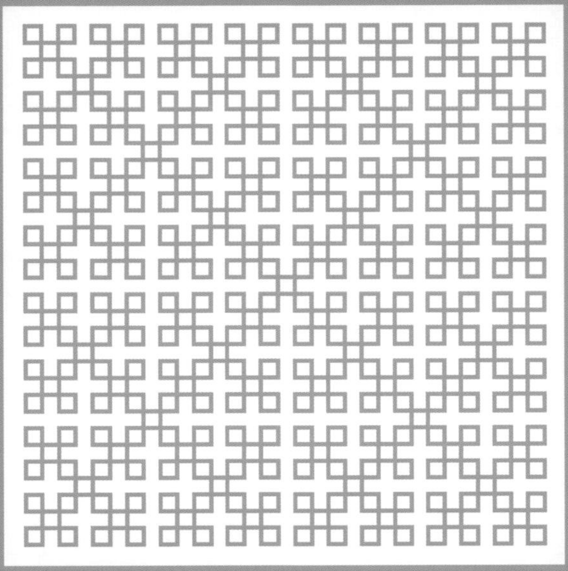

原本藥繪的背面如果有其他圖案，兩者的力量就會相互牴觸，衍生出不一樣的效果（因此本書另外附上藥繪卡）。但是P.55起的藥繪卡背面的「達文西方塊」圖案，反而能夠增強正面的藥繪力量。達文西方塊以中央的四方形為核心，連接其他四方形，更容易集中力量。

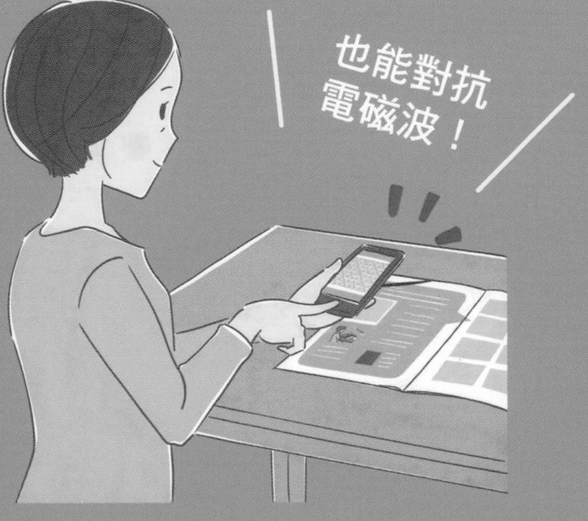

丸山醫生開發的隔絕電磁波貼片也用到「達文西方塊」。用手機的拍照功能拍下這個圖案隨身帶著走，就能夠減少電子設備產生的電磁波影響。

丸山醫生與達文西研究

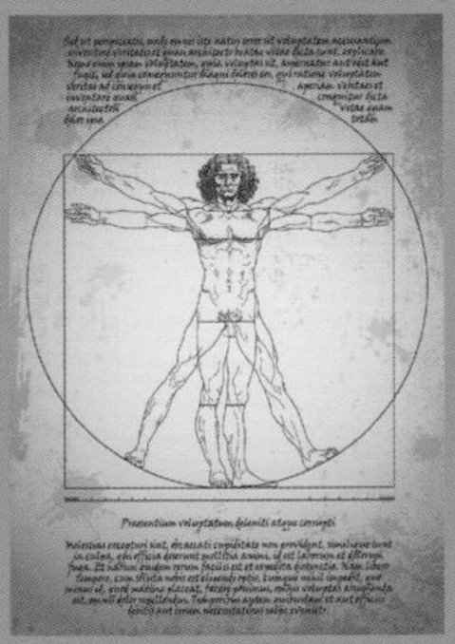

李奧納多．達文西的代表作之一《蒙娜麗莎的微笑》這幅畫中，衣服上的圖案就是「達文西方塊」。丸山醫生在研究達文西的過程中，發現達文西把活化生命能量的圖案套用在自己的畫作上。

請問丸山醫生！藥繪的五花八門Q&A

丸山醫生為各位解答「可以多張藥繪同時使用嗎？」等，日常生活中使用藥繪的疑難雜症。

Q 感覺不太到藥繪的效果……

A 使用藥繪時如果有先入為主的偏見，就很難感受到藥繪的效果。最重要的是「不要有先入為主的偏見」。另外，也別期望效果立現。帶著期待使用也很重要。只用過一次、兩次，就認為「沒效」而對藥繪**產生負面想法的話，你的潛意識也會否定藥繪，造成反效果**。

Q 接觸藥繪後，感覺涼颼颼……

A 接觸藥繪時的感覺因人而異。**多數人會感覺溫熱，但也有人會覺得冰冷**，不管是哪一種感覺，都能夠從藥繪得到力量，所以用不著擔心。

Q 藥繪可以折起來隨身攜帶嗎？

A 放在皮夾等裡面，折起來也沒關係，但是**最好盡量避免**。因此本書提供的藥繪卡是方便攜帶的名片大小尺寸（大約55×90mm），裁切下來放進名片夾或皮夾裡使用即可。

Q 可以一次使用多張藥繪嗎？

A 一次使用或攜帶多張藥繪沒問題，但是，貼在同一個位置或裝在同一個皮夾等時，請把圖案全都朝同一個方向疊放。藥繪卡的正面或反面沒有統一，效力會互相影響而抵銷。藥繪卡的數量太多時，最好配合當天的心情更換使用。

Q 藥繪可以與電子設備放在一起攜帶嗎？

A 把藥繪卡與智慧型手機、電腦、悠遊卡等電子設備放在一起帶著走沒關係。**最好是放在皮夾或智慧型手機的保護套裡隨身攜帶**。也有很多人會把藥繪貼在智慧型手機或電腦上。另外，為了將電磁波的影響降到最低，本書的藥繪卡背面都有達文西方塊」可抵擋電磁波。

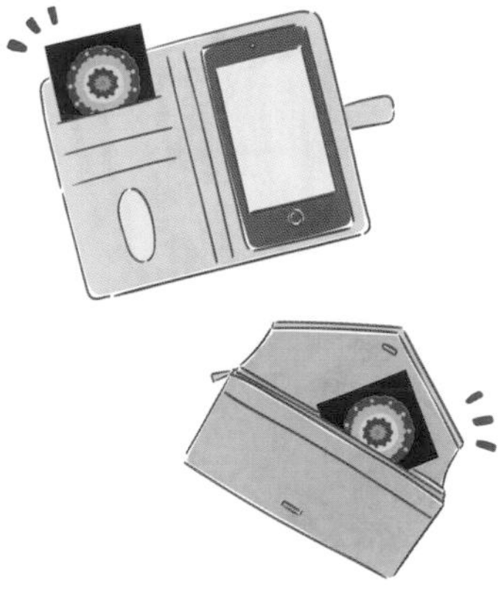

Q 藥繪可以影印使用嗎？

A **老實說我不建議影印使用**。因為影印會產生色差，降低效果，也可能因此產生相反的能量。比起影印使用，我更建議使用手機的相機功能翻拍。**拍照時要從藥繪的正面拍攝，避免變形扭曲**。天花板的照明可能把你的影子也拍進去，所以最好把燈關掉，在晴朗的日子利用自然光拍攝較佳。

Q 可以把願望寫在藥繪卡背面嗎？

A 藥繪卡的正面寫不下所有願望內容時，**寫在背面的「達文西方格」**上也可以。願望盡量寫得具體，才容易實現。

Q 我擔心弄髒或弄濕藥繪卡，可以護貝嗎？

A 有些人怕弄髒藥繪卡，就去護貝。**護貝會使得藥繪無法呼吸，所以不行**。如果擔心汗水弄濕、弄髒，可以把藥繪放入薄塑膠袋或透明文件夾等能夠換氣的保護套裡。

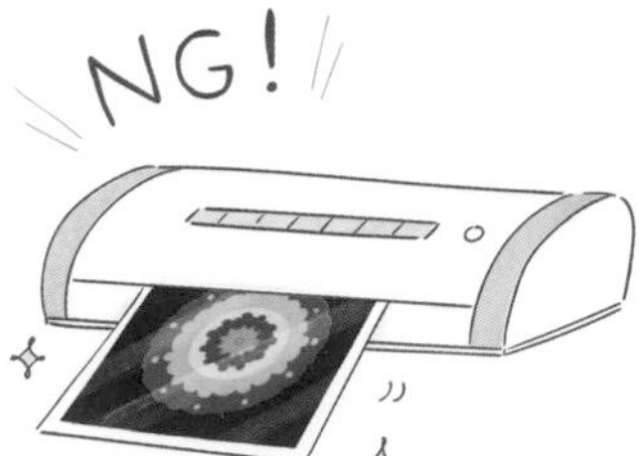

Q 藥繪弄濕或破損，也仍然有效嗎？

A 藥繪弄濕、褪色或破損的話，圖案就會變形，**效果也會減弱**。一旦藥繪褪色或破損，請務必換新。

Q 藥繪可以給小孩或寵物使用嗎？

A

不管是小孩、老人、乃至於寵物，都可以使用藥繪。**事實上小孩和寵物的感受性較強，效果反而更好**。也可以把藥繪墊在小孩的床墊或枕頭下，或放進書包裡；寵物的話，可以墊在寵物的睡床下。藥繪的效果如果太強，隨時停止使用即可。

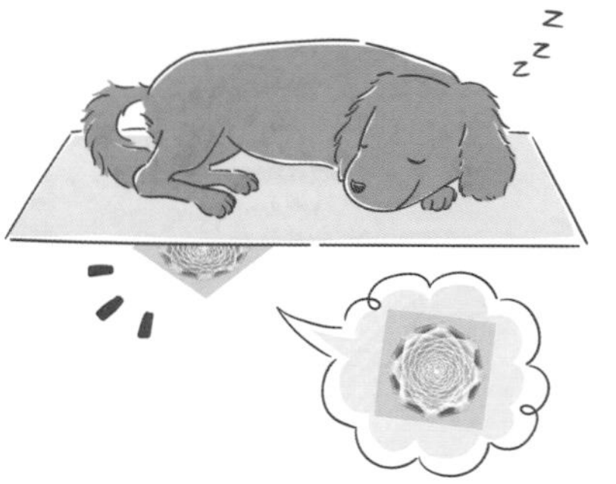

Q 把藥繪貼在房間裡，是否要注意風水問題？

A

有些人注重紅色圖案在東邊、黃色圖案在西邊等風水的擺放，但是拿藥繪當裝飾時，不必特別在意風水。把藥繪擺在日常生活中隨時能看到的玄關、客廳、臥室等地方，較容易與潛意識產生連結，也更有效果。你可以觀察看看自己一天之中最常看著哪裡。另外也可以配合每天的心情變更裝飾位置。但是，最好不要把藥繪放在佛壇和神明桌。

Q 藥繪為什麼變色了？

A

使用藥繪**解決了不適或問題之後，藥繪的圖案就會變色，代替你消災避禍**。而藥繪變色的情況五花八門，底下照片是其中一例。另外也有些人的藥繪從藍色變成綠色，或是白色變成了黃色。遇到變色時，形狀的能量不會改變，但顏色原本的能量會改變，因此最好換新。

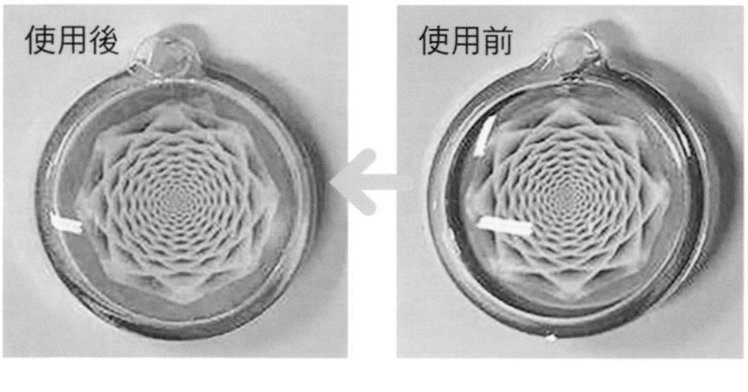

Q 使用藥繪是否可以停止服藥？

A

筆者在開頭也提過，藥繪只是單純的圖案，與醫療機構開立的藥物不同，無法直接治療身體疾病。因此，不可以自行決定停止服用處方藥，必須和主治醫生討論過，由醫生判斷。但是，很多人使用藥繪之後，身體不適改善了也是事實。我希望各位能夠將藥繪搭配處方藥使用，期許能減少藥物用量。

Q 聽說水放在藥繪上，就會變好喝？

A 把裝水的杯子放在藥繪上，**水就會變好喝順口**。會發生這種神奇現象是因為藥繪會釋放電磁能，就類似日本知名的能量場長野縣分杭峠、法國露德奇蹟之水，因為電磁能強烈，據傳有治療不治之症的效果。藥繪上墊著保鮮膜，就不怕水滴弄濕了。

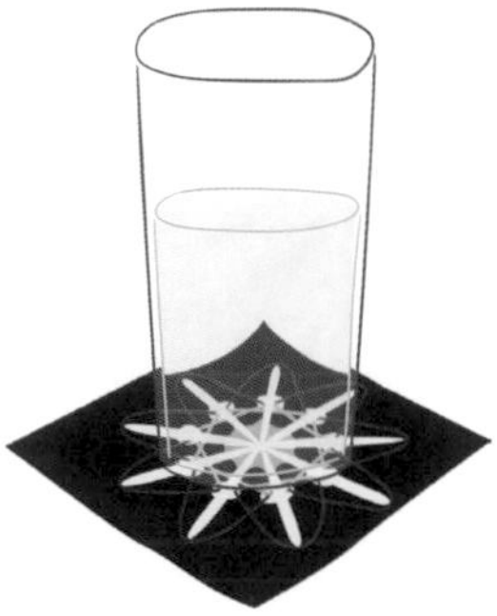

Q 我感覺藥繪的效果變弱了，怎麼辦？

A 當你感覺藥繪效果轉弱時，**換個攜帶或放置的場所，改變能量的流動，效果就會復原**。另外，感覺不到藥繪的能量時，**重複說：「對不起」、「謝謝你」、「原諒我」、「我愛你」這四句話**，就能夠利用潛意識的力量還原藥繪的效果。這四句話是夏威夷心靈淨化法「荷歐波諾波諾」使用的心法，具有治癒潛意識的力量。

Q 提升運勢的藥繪放在哪裡最有效？

A 提升運勢最好的時機是睡覺時。睡覺時，我們的意識會進入高次元空間，有提升運勢的效果。建議放在**枕頭邊、枕頭下、床墊下等**。藥繪不是符咒也不是護身符，請勿供奉在神明桌上。

Q 願望實現的藥繪怎麼處理？

A 很多人問過這個問題，這是因為在日本，習慣上隨身攜帶的符咒、護身符（御守）發揮作用之後，就會送回神社等燒掉「還願」，不過不適和問題解決或願望實現後，**繼續帶著**許願用的藥繪**也沒關係**。或者也可以心懷感恩地說聲「謝謝」，拿白紙包好藥繪，在燃香的時候燒掉。

Q 不要的藥繪要怎麼處理？

A 藥繪與符咒、護身符不同，只要配合居住地的垃圾清運處理規範丟棄即可。丟掉時別忘了心懷感恩地道謝。對於丟垃圾車有疑慮的人，可以趁著燃香的時候一起燒掉。

藥繪效果索引

看索引找出適合自己的藥繪。

增進健康

緩解病痛／預防疾病

強化體力／變美麗

強化運勢

神奇藥繪2：
日本醫師結合麥達昶與生命之花的最新能量圖騰！消除不適、激發潛能、提升運勢，守護身心健康

不調をサッと消し運気をグッと上げるクスリ絵

監　修　者　丸山修寬
譯　　　者　黃薇嬪
封 面 設 計　許紘維
內 頁 排 版　陳姿秀
行 銷 企 劃　蕭浩仰、江紫涓
行 銷 統 籌　駱漢琦
業 務 發 行　邱紹溢
營 運 統 籌　郭其彬
責 任 編 輯　賴靜儀
總　編　輯　李亞南
出　　　版　漫遊者文化事業股份有限公司
地　　　址　台北市 103 大同區重慶北路二段 88 號 2 樓之 6
電　　　話　（02）27152022
傳　　　真　（02）27152021
服 務 信 箱　service@azothbooks.com
網 路 書 店　www.azothbooks.com
漫遊者臉書　www.facebook.com/azothbooks.read
發　　　行　大雁文化事業股份有限公司
地　　　址　新北市 231 新店區北新路三段 207-3 號 5 樓
電　　　話　（02）89131005
訂 單 傳 真　（02）89131096

初 版 一 刷　2022 年 8 月
初 版 四 刷　2024 年 2 月
定　　　價　台幣 310 元
I　S　B　N　978-986-489-671-4

◎監修者簡介

丸山修寬

醫學博士。一九五八年生。兵庫縣人。醫療法人社團丸山過敏診所院長。一九八四年山形大學醫學院畢業。曾任職宮城厚生協會坂綜合醫院、東北大學醫院第一內科、仙台德州會醫院，一九九八年六月在仙台市開設丸山過敏診所。除了東方醫學與西方醫學，還研究電磁波去除療法、波動、高次元醫療、色彩與形狀的力量，開發出只要看一看、摸一摸就能夠消除不適的「藥繪」。這套自行開發的獨特療法也獲得許多媒體報導。著作、審訂作品眾多，包括《魔法般的奇蹟咒語——卡達卡姆那》、《潛意識改變人生——卡達卡姆那藥繪》（以上均為靜風社出版）、《藥繪——治癒身心不適的神聖幾何學與卡達卡姆那》（Bio Magazine）、《神奇藥繪：日本醫師結合生命之花、曼陀羅等神奇幾何圖形，運用圖騰能量，啟動身體自癒力，靜心減壓朝好運》（漫遊者）等。

醫療法人社團 丸山過敏診所
MARUYAMA ALLERGY CLINIC
〒982-0007
宮城縣仙台市太白區明日街長町4-2-10
Tel:022-304-1191
http://maru-all.com

丸山修寬官方網站
http://maruyamanobuhiro.com

◎譯者簡介

黃薇嬪

東吳大學日文系畢業。大一開始接稿翻譯，到2018年正好滿二十年。
兢兢業業經營譯者路，期許每本譯作都能夠讓讀者流暢閱讀。主打低調路線的日文譯者是也。

◎參考文獻

丸山修寬 著／《潛意識改變人生——卡達卡姆那藥繪》（靜風社）
丸山修寬 著／《藥繪——治癒身心不適的神聖幾何學與卡達卡姆那》（Bio Magazine）
丸山修寬 著／《醫生發明！消除全身不適的藥繪》（MAKINO出版）
丸山修寬 著／《輕鬆消除所有不適：丸山式終極健康法》（河出書房新社）

國家圖書館出版品預行編目 (CIP) 資料

神奇藥繪 2：日本醫師結合麥達昶與生命之花的最新能量圖騰！消除不適、激發潛能、提升運勢，守護身心健康／丸山修寬監修；黃薇嬪譯．-- 初版．-- 臺北市：漫遊者文化事業股份有限公司出版：大雁文化事業股份有限公司發行，2022.08
80 面；21×26 公分
譯自：不調をサッと消し運気をグッと上げるクスリ絵
ISBN 978-986-489-671-4(平裝)
1. 另類療法 2. 圖騰 3. 能量
418.995　　111009646